エビデンスに基づく

IgA腎症

診療ガイドライン

2020

IgA 腎症診療ガイドライン執筆者一覧

厚生労働科学研究費補助金難治性疾患等政策研究事業（難治性疾患政策研究事業）
難治性腎障害に関する調査研究班

研究代表者　成田　一衛　新潟大学医歯学系腎・膠原病内科学

診療ガイドライン作成分科会

研究分担者　岡田　浩一　埼玉医科大学腎臓学科
**　　　　　　安田　宜成**　名古屋大学医学部腎臓内科　循環器・腎臓・糖尿病（CKD）先進診療システム学寄附講座

令和元年度　IgA ガイドラインワーキンググループ（IgAGL-WG）

リーダー　藤元　昭一　宮崎大学医学部医学科血液・血管先端医療学講座
サブリーダー　鈴木　祐介　順天堂大学大学院医学研究科腎臓内科学
研究協力者　宮崎　陽一　東京慈恵会医科大学腎臓・高血圧内科
**　　　　　　小池健太郎**　東京慈恵会医科大学腎臓・高血圧内科
**　　　　　　清水　昭博**　東京慈恵会医科大学腎臓・高血圧内科
**　　　　　　小畑　陽子**　長崎大学病院医療教育開発センター
**　　　　　　市川　大介**　聖マリアンナ医科大学腎臓・高血圧内科
**　　　　　　鈴木　仁**　順天堂大学大学院医学研究科腎臓内科学
**　　　　　　木原　正夫**　順天堂大学大学院医学研究科腎臓内科学
**　　　　　　福田　顕弘**　大分大学医学部内分泌代謝・膠原病・腎臓内科学講座
**　　　　　　小松　弘幸**　宮崎大学医学部医療人育成支援センター
**　　　　　　中西　浩一**　琉球大学大学院医学研究科育成医学（小児科）講座
**　　　　　　片渕　律子**　医療法人豊資会加野病院
**　　　　　　松崎　慶一**　京都大学環境安全保健機構健康管理部門/附属健康科学センター
**　　　　　　小波津香織**　聖マリアンナ医科大学腎臓・高血圧内科
**　　　　　　岡部　匡裕**　東京慈恵会医科大学腎臓・高血圧内科
**　　　　　　佐々木峻也**　東京慈恵会医科大学腎臓・高血圧内科
**　　　　　　柳川　宏之**　順天堂大学大学院医学研究科腎臓内科学
**　　　　　　武藤　正浩**　順天堂大学大学院医学研究科腎臓内科学
**　　　　　　菊池　正雄**　宮崎大学医学部附属病院腎臓内科

査読学会

日本小児腎臓病学会
日本耳鼻咽喉科学会

査読者一覧

日本腎臓学会学術委員会
難治性腎障害に関する調査研究班　疾患登録・疫学調査研究分科会 IgA 腎症ワーキンググループ
同　診療ガイドライン分科会急速進行性糸球体腎炎ガイドラインワーキンググループ

はじめに

本ガイドラインは，平成29年〜31年(令和元年)度厚生労働科学研究費補助金難治性疾患等政策研究事業(難治性疾患政策研究事業)「難治性腎障害に関する調査研究」の診療ガイドライン作成分科会(岡田浩一分科会長)により作成されたものである．

わが国ではIgA腎症，ネフローゼ症候群，急速進行性腎炎症候群および多発性嚢胞腎の4疾患の診療指針(ガイドライン)がまとまったものとしては，平成20〜22年度，厚生労働省科学研究費補助金「進行性腎障害に関する調査研究」(松尾清一班長)で最初に作成され，平成23年に公表されている．ここではエビデンスを考慮しつつ専門医のコンセンサスに基づいた診療指針が作成された．その後，平成23〜25年度「進行性腎障害に関する調査研究」(松尾清一班長)では，腎臓専門医に標準的医療を伝え診療を支援するため，ガイドライン作成基準に則って4疾患のエビデンスに基づく診療ガイドライン2014が作成され発表された(木村健二郎診療ガイドライン作成分科会長)．

そして，平成26〜28年度の同研究班(松尾清一，丸山彰一班長)の診療ガイドライン作成分科会(成田一衛分科会長)では，内容を客観的に見直すことを意図し，各疾患の担当者を変更した．そのうえで，新たなエビデンスとともに日本腎臓学会および本研究班の腎臓病レジストリーから見出された新たな疫学データを入れて，各診療ガイドラインをアップデートした(エビデンスに基づく診療ガイドライン2017)．

今回の各診療ガイドラインは約6年ぶりに発表する全面改訂版であり，診療ガイドライン作成手順に則り，最新のエビデンスを盛り込み，また前回のアップデート版では課題として残されていた，医師以外の医療者や患者側からの意見も取り入れることを意図して作成した．

なお，新たな難病医療提供体制として，厚生労働省難病対策課長通知「都道府県における地域の実情に応じた難病の医療提供体制の構築について」(平成29年4月14日)では，各都道府県単位で難病診療連携拠点病院の指定，難病診療分野別拠点病院，難病医療協力病院などの指定を行い，難病コーディネーターを配置することを通知した．そして，この体制においてそれぞれの難病ごとに拠点病院などへの紹介基準などを，診療ガイドライン内に記載することを推奨している．この点について，本研究班でも議論を重ねた．そもそもこの難病医療提供体制は，診断・療養が困難な稀少神経難病などを主に想定したものであり，一方本ガイドラインが対象とする腎臓病4疾患に関しては，診断そのものは専門医であれば比較的容易であること，難治例については日頃からの医療連携のなかで対処するものであり，特に全国一律の紹介基準というものは設定しがたいのが現状であることから，特別な記載は行わない方針とした．

本ガイドラインは，主に腎臓専門医が利用することを想定して作成されたが，これらの腎疾患を診療する機会があるすべての医師の診療レベル向上にも有用と考える．作成にご協力頂いた皆様に深く感謝するとともに，本ガイドラインが日常の臨床に活用されることにより，わが国の腎疾患診療のレベルが向上し，それぞれの患者の予後とQOLが改善されることを願う．

2020年8月

厚生労働科学研究費補助金難治性疾患等政策研究事業
難治性腎障害に関する調査研究班
研究代表　**成田一衛**

診療ガイドライン作成分科会
研究分担者　**岡田浩一**

目　次

前文　vi

I 疾患概念・病因・病態　1

1 定義・概念　1
 1）定義　1
 2）概念　1
2 病因・病態生理　3
 1）病因総論　3
 2）IgA 腎症と遺伝　5
 3）IgA 腎症と IgA1 分子異常　7
 4）IgA 腎症と粘膜免疫　9
 5）IgA 腎症と IgA1 糸球体沈着　11
 6）IgA 腎症と糸球体障害　14

II 診　断　16

1 IgA 腎症を疑う所見　16
 1）臨床症状・身体所見　16
 2）尿検査所見　17
 3）血液生化学検査所見　18
 4）腎生検の適応　19
 5）難病申請の適応について　20
 6）新たなバイオマーカー　20
2 病理所見　22
 1）光学顕微鏡所見　22
 2）免疫染色所見　25
 3）電子顕微鏡所見　26
3 診断および鑑別診断　27
 1）IgA 腎症の診断　27
 2）IgA 腎症の特殊型 (atypical forms of IgA nephropathy)　27
 3）IgA 腎症と鑑別を要する疾患　29

III 疫学・予後　32

1 疫学　32
 1）発症率，有病者数，自然経過　32
2 予後　34
 1）重症度分類と予後評価の考え方　34
 2）予後に関連する経過中の判定指標　36
 3）病理学的な重症度・IgA 腎症診療指針による予後評価　38

　　4）IgA 腎症診療指針第 3 版 ･･ 39

Ⅳ 治　療 　　　　　　　　　　　　　　　　　　　　　　　　　　　　　43

1　成人 IgA 腎症の腎機能障害の進行抑制を目的とした治療の概要 ･･････････････ 43
2　各種の治療法 ･･ 46
　　1）成人の治療に関する CQ ･･ 46
　　　　CQ 1　RA 系阻害薬は IgA 腎症に推奨されるか？ ･･････････････････････ 46
　　　　CQ 2　副腎皮質ステロイド薬は IgA 腎症に推奨されるか？ ････････ 51
3　成人の治療～その他 ･･･ 55
　　1）口蓋扁桃摘出術；単独療法とステロイドパルス併用療法 ･･･････････････ 55
　　2）免疫抑制薬（副腎皮質ステロイドを除く）･･････････････････････････････････ 58
　　3）抗血小板薬 ･･･ 61
　　4）n-3 系脂肪酸（魚油）･･･ 63
4　小児の治療 ･･･ 65
5　副腎皮質ステロイド薬療法および免疫抑制療法の副作用とその対策 ･･･････ 70
6　食事（食塩摂取制限／たんぱく質摂取制限），生活（肥満対策／運動制限／禁煙／飲酒）･･････ 74

索　引 ･･･ 77

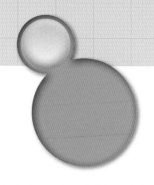

前　文

IgA 腎症診療ガイドライン 2020 作成小委員会
責任者　藤元昭一

1. 本ガイドライン作成の背景

　IgA 腎症は最も高頻度な原発性糸球体腎炎で，末期腎不全から透析療法に導入される代表的な原因疾患として挙げられる．IgA 腎症はわが国に高率に認められることから，本症治療の確立が強く望まれている．1995 年に厚生労働省特定疾患進行性腎障害に関する調査研究班と日本腎臓学会の合同委員会により，初めて「IgA 腎症診療指針」が公表され，次いで 2002 年に，その一部が修正された「IgA 腎症診療指針―第 2 版―」が提示された．さらに 2011 年には，「IgA 腎症診療指針―第 3 版―」において，厚生労働省難治性疾患克服研究事業進行性腎障害に関する調査研究班 IgA 腎症分科会が主体となって行った多施設共同研究によって集積されたデータが解析され，組織学的重症度に臨床的重症度を加味した新たな予後分類（透析導入リスクの層別化）が提唱された．これらの診療指針は，予後判定基準を明確化し，その基準に従った治療指針を提示しており，臨床や病理診断の場で広く活用され，わが国における IgA 腎症の診断・治療に大きく貢献してきた．

　一方，国際的には，2011 年に KDIGO（Kidney Disease Improving Global Outcomes）より糸球体腎炎のための臨床ガイドラインが発表された．糸球体腎炎のための KDIGO 診療ガイドラインでは，報告された臨床試験の体系的なレビューにより推奨レベルが示され，その推奨強度決定の根拠となるエビデンスの質も明記され，IgA 腎症についても Chapter 10 にて述べられた．しかしわが国の IgA 腎症の特徴として，健診による早期発見例が多いこと，予後分類では「IgA 腎症診療指針―第 3 版―」に基づき多くがなされていること，治療においては口蓋扁桃摘出術が多く施行されていることなどが挙げられ，KDIGO 診療ガイドラインがそのままあてはまるか

は慎重な判断を要した．そのため，わが国独自の IgA 腎症の診療ガイドラインの策定が望まれた．

　この動きを受けて，厚生労働省進行性腎障害に関する調査研究班と日本腎臓学会は，2014 年に IgA 腎症を単独に対象としたガイドラインとしては世界初となる「エビデンスに基づく IgA 腎症診療ガイドライン 2014」を作成した．ここでは clinical questions（CQ）方式を採用し，Minds のガイドライン作成指針に沿って作成が行われた．次いで 2017 年に，その一部が修正されたマイナー改訂版として，「エビデンスに基づく IgA 腎症診療ガイドライン 2017」が提示された．これらの 2 つのガイドラインは，国際的ガイドラインの内容も意識するとともに，日本人独自の，腎疾患に対する診療体系あるいは既報の IgA 腎症に関する診療指針も参考にして作成されている．このような背景をもって，今回は全面改訂版として，新たな文献を加え，システマチック・レビュー（SR）に適する CQ を厳選し，アンケート調査に基づいたわが国の実臨床に見合った内容作成も意図したうえで，「エビデンスに基づく IgA 腎症診療ガイドライン 2020」が作成された．

2. 本ガイドライン作成の目的と，想定利用者および社会的意義

　「エビデンスに基づく IgA 腎症診療ガイドライン」は，IgA 腎症の診断と治療に携わる医師の診療指針となることを目的に作成されている．腎臓専門医を主な対象と想定し作成したが，非専門医の日常診療にも役立つような情報を網羅した．

　前半には，IgA 腎症の総論的・一般的知識を紹介しているが，ガイドラインとして情報量が多すぎるという指摘を受け，前版までと比べて簡略化されている．後半では，治療に関する項目を取り扱っているが，十分なエビデンスをもって回答すべき CQ に

は適さないと判断される治療法が多く，それらは本書ではテキスト形式の記載とされている．一方，厳選された CQ として 2 つを提示し，その疑問に回答する形式でステートメントが記載されている．各ステートメントには推奨の強さとそれを裏付けるエビデンスの強さが明記されているが，これは後述するように Minds の「診療ガイドライン作成マニュアル」に準拠した形をとっており，実践的治療の現場での意思決定に役立つように工夫されている．

特に IgA 腎症の治療に関しては，わが国の実情は国際的にみると異なっており，また，高いレベルのエビデンス論文も少ない．一方，文献から得られるエビデンスは情報を与えるが，個々の医師の専門技能や経験に代わるものではない．個々のステートメントが目の前の患者にあてはまるかどうか，またどのようにあてはめていくかの判断は，医師の専門家としての能力と責任にかかっている．時代の要請は，画一的医療からテイラーメード医療へと移っている．診療ガイドラインは画一的医療を医師に強いるものではない．目の前の患者にどのような医療を行うかは，診療ガイドラインの中身を理解したうえで，個々の医師が患者ごとに判断することが必要である．したがって，本ガイドラインに示された治療方針は，絶対的にあるいは一律に医師の診療行為を縛るものではなく，あくまで日常診療での意思決定の補助になることを期待して作成されている．また，本ガイドラインは，医事紛争や医療訴訟における判断基準を示すものではない．この点を明記しておく．

3. 本ガイドラインが対象とする患者

本ガイドラインでは，すべての年齢層の IgA 腎症患者を対象としている．小児 IgA 腎症に関しては別項目を設け，新たに発刊される「小児 IgA 腎症診療ガイドライン 2020」と齟齬がないよう配慮したうえで，本書では簡潔に記載した．本ガイドラインでは，「糸球体腎炎のための KDIGO 診療ガイドライン」を参考に，非典型的な IgA 腎症（メサンギウムに IgA 沈着を認める微小変化型，肉眼的血尿を伴う急性腎障害）も IgA 腎症の特殊型として対象としている．CKD 管理が必要な場合は「エビデンスに基づく CKD 診療ガイドライン 2018」に従うように記載さ

れている．また，妊娠に関する事項は原則として記載していない．

4. 作成手順

エビデンスに基づくガイドライン作成のためには，エビデンスを集め評価するという膨大な作業が必要となる．IgA 腎症診療ガイドライン改訂ワーキンググループ（WG）のメンバーの献身的な努力により本ガイドラインは完成した．ここに改めて，そのボランティアとしての尽力に謝意を表する（作成者一覧参照）．

2017 年 4 月，8 月の全体会議で，ガイドライン作成分科会長（岡田浩一　埼玉医科大学）より，ガイドライン 2020 年改訂版の構想が示された．2020 年版は全面改訂版であること，利用対象者は腎臓専門医であること，システマチック・レビュー（SR）に適した CQ を設定し（信頼のおける複数の RCT やメタ解析のエビデンスがあるもの），GRADE system に則って推奨文と推奨グレードを示すことがその大枠であった．また，ガイドライン 2014 年版のステートメントに対する遵守率を明らかにするための QI（Quality Index）調査，ガイドライン 2017 年版の普及率とその内容に関する Web アンケート調査を実施し，その結果を加味した 2020 年改訂版を目指すこととされた．

IgA 腎症診療ガイドライン改訂 WG 会議は下記に示すように計 9 回行われたが，そのほかにもグループ内のメールディスカッションが頻繁に行われた．その過程で，上記の調査結果も踏まえ，特に総論などのテキスト部分の簡潔化，テキスト形式項目の適宜修正などが行われた．CQ に関しては，最終的に SR に適すると判断されたのは 2 つにまで絞られ，前版で取り上げられた多くの CQ はテキスト形式として記載されることとなった．Minds 診療ガイドライン作成の手引きに従い，患者を含めたパネル会議および WG 全体会議において，本ガイドラインの核となる CQ を Delphi 法を用いて作成し，インフォーマルコンセンサス形成法にて，推奨グレードの決定を行った．本書では，治療に関する文献検索は原則として日本医学図書館協会に依頼したが，同時に SR チームを中心に各個でも行った．2018 年 9 月までの文献を対象としたが，それ以降の文献でも重要なも

のは必要に応じて採用し，その理由を記載した．

2019 年 9 月〜10 月の間に，本 WG 内で相互査読を行い，その後の査読と改訂は，ガイドライン作成委員会全体と歩調を合わせて行われた．

2017 年度

第 1 回　7 月 19 日　・「CKD 診療 GL2018」の実践的演習結果について

第 2 回　2 月 4 日　・タイムスケジュールの確認，・新規メンバー追加

2018 年度

予備会議　6 月 9 日　・改訂ガイドライン版の項目【案】作成

第 1 回　7 月 11 日　・目次と内容の検討

第 2 回　8 月 7 日　・パネル会議（CQ 作成にあたって）

第 3 回　10 月 21 日　・CQ の決定，・SR の進め方の確認

2019 年度

第 1 回　6 月 21 日　・ドラフト概覧，記載法確認，・治療アルゴリズムの検討

第 2 回　8 月 27 日　・SR 結果確認，・パネル会議（推奨文・推奨 Grade 決定）

第 3 回　10 月 5 日　・CQ のドラフトおよび治療アルゴリズムの確認

5．本ガイドラインの構成

本ガイドラインは，I 疾患概念・病因・病態，II 診断，III 疫学・予後，IV 治療，から構成されている．成人の治療に関する CQ 以外の項目は，テキスト形式で記載した．治療については，本ガイドラインの内容の一部は，「エビデンスに基づく CKD 診療ガイドライン 2018」の第 17 章（IgA 腎症）および「エビデンスに基づく IgA 腎症診療ガイドライン 2017」と連動している．また，厚生労働省科学研究費補助金（難治性疾患克服研究事業）「進行性腎障害に関する調査研究」の研究成果の多くを二次資料として採用し，連動する形とした．

今回，CQ に関する検索式と構造化抄録は，日本腎臓学会のホームページ上に掲載されている．

6．エビデンスレベルの評価と，それに基づくステートメントの推奨グレードのつけ方

推奨決定においては，益と害のバランス，保険適用やコスト，実地臨床上のエビデンス・プラクティスギャップなども考慮して総合的に判断し，最終的には，WG 全員と非専門医師，患者代表 2 名が参加する会議メンバー全員の合意のすえ決定した．

各推奨には，Minds 診療ガイドライン作成マニュアル 2017 に準じて，推奨の強さと推奨が依拠するエビデンスの確実性（エビデンスレベル）を付与した．

推奨の強さは，以下の 2 段階で付与した．

「1」：強く推奨する（推奨する）

（推奨した診断法・治療によって得られる利益が，それによって生じうる害を明らかに上回る（あるいは下回る）と考えられる）

「2」：弱く推奨する（提案する）

（推奨した診断法・治療によって得られる利益の大きさは不確実である，または，それによって生じうる害と拮抗していると考えられる）

また，エビデンスのレベルは以下の 4 段階とした．

A（強）：効果の推定値に強く確信がある

B（中）：効果の推定値に中等度の確信がある

C（弱）：効果の推定値に対する確信は限定的である

D（とても弱い）：効果の推定値がほとんど確信できない

7．本ガイドライン作成上の問題点

IgA 腎症に関するわが国からのエビデンスは徐々に出てきているが，まだ十分ではなく，本ガイドラインのステートメントには欧米のエビデンスの影響が強く出ている．欧米の臨床研究の成果がそのままわが国にあてはまるかどうかは，慎重な判断を要する．また，各々の臨床研究で，患者背景やアウトカム評価は必ずしも同一ではない．欧米の IgA 腎症の臨床研究においても大規模なものはごく少数であり，エビデンスの質には限界がある．なお，本ガイドライン作成にあたっては，わが国の臨床と大きく乖離しないように配慮した．

8．資金源と利益相反

本ガイドラインの作成のための資金は厚生労働科

学研究費補助金難治性疾患等政策研究事業「進行性腎障害に関する調査研究（代表　成田一衛）」班（平成29〜令和元年度）が負担した．主に会合のための交通費，会場費等に使用された．本ガイドラインの作成委員には報酬は支払われていない．

　作成にかかわったメンバー全員（査読委員も含む）から利益相反に関する申告書を提出してもらい，日本腎臓学会のホームページで公開している．利益相反の存在がガイドラインの内容へ影響を及ぼすことがないように，複数の査読委員や関連学会から意見をいただいた．さらに，ドラフトを公開しそのパブリック・コメントを参考にして推敲を進めた．

9. 今後の予定

　本ガイドラインを日本腎臓学会和文誌に掲載し，同時に書籍として刊行（東京医学社）する．また，ホームページに PDF 版を公開し，日本腎臓学会英文誌（Clinical and Experimental Nephrology：CEN）にも掲載する予定である．

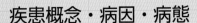

I 疾患概念・病因・病態

1 定義・概念

要約

　IgA 腎症は糸球体性血尿や蛋白尿などの検尿異常が持続的にみられ，糸球体に IgA の優位な沈着を認め，その原因となりうる基礎疾患が認められないものと定義される[a]．IgA の沈着部位は主にメサンギウム領域であるが，係蹄への沈着を認めることもあり，同時に C3 の沈着も認めることが多い．また，IgG や IgM の沈着も認めることがあるが，IgA が優位である．日本をはじめアジア太平洋地域に多くみられ，遺伝的背景が想定されている．わが国では，検尿による蛋白尿・血尿が発見動機の大多数を占め，急性上気道炎あるいは急性消化管感染症後に肉眼的血尿がみられることがある．IgA 腎症が報告されてから半世紀が経過し，当初は予後良好な疾患と考えられていたが，いまだ確立された治療法はなく，20年後には約 40％が末期腎不全に至る予後不良な疾患である．

1）定義

　IgA 腎症は腎炎を示唆するような糸球体性血尿や蛋白尿などの検尿異常が持続的にみられ，メサンギウム領域を主体とする IgA の顆粒状沈着を認め，その原因となりうる基礎疾患が認められないものと定義される．よって診断には腎組織所見が必須である．IgA の沈着部位は主にメサンギウム領域であるが，係蹄への沈着を認めることもあり，同時に C3 の沈着も認めることが多い．また，IgG や IgM の沈着も認めることがあるが，IgA が優位である．組織変化としては糸球体メサンギウム細胞と基質の増殖性変化が主体であるが，半月体，分節性硬化，全節性硬化など多彩な病変がみられる．移植ドナー腎でみられるような検尿異常を呈しない糸球体への IgA の沈着は IgA 沈着症と呼ばれる．また，慢性肝炎や肝硬変，ループス腎炎，紫斑病性腎炎など糸球体に IgA 沈着を認める二次性の疾患が存在している場合は本症と区別される．

2）概念

　1968 年，Berger らによってはじめて IgA 腎症が報告[1]されてから半世紀が経過した．日本をはじめアジア太平洋地域に多くみられ，北欧や北米では比較的少ない．また，白人には多いが，黒人では稀であることも知られており，遺伝的背景が想定されている．わが国では，検尿制度が発達しており，健康診断や学校検尿における尿所見異常で発見されるものが大部分である．IgA 腎症の大部分は無症候であるが，急性上気道炎あるいは急性消化管感染症後に肉眼的血尿がみられることがある．当初は予後良好な疾患と考えられていたが，1990 年代にわが国[2]とフランス[3]から行われた報告では IgA 腎症と診断されてから 20 年後には約 40％が末期腎不全に至ることが明らかとなった．その治療に関しては RA 系阻害薬，副腎皮質ステロイド薬，口蓋扁桃摘出術，免疫抑制薬，抗血小板薬，魚油などが用いられているが，いまだ確立された治療法はない状況である．

◆ 参考にした二次資料

a. 厚生労働科学研究費補助金難治性疾患等克服研究事業進行性腎障害に関する調査研究 IgA 腎症診療ガイドライン作成分科会：エビデンスに基づく IgA 腎症診療ガイドライン 2014．日腎会誌 57：5-137，2015．

◆ 引用文献

1. Berger J, et al. J Urol Nephrol (Paris) 1968；74：694-5.
2. Koyama A, et al. Am J Kidney Dis 1997；29：526-32.
3. Chauveau D, et al. Contrib Nephlol 1993；104：1-5.

2 病因・病態生理

1）病因総論

要 約

IgA 腎症の病因はいまだ明らかではないが，遺伝素因[1,2]や上気道感染時に悪化する例を認めることから，粘膜免疫が病因に関与すると考えられている[3,4]．糸球体に沈着する IgA1 の産生，糸球体への沈着，沈着からメサンギウム細胞の増殖・基質の増加，腎炎の慢性化・進行と多くの機序が介在している[4~11]．

IgA 腎症は移植腎での再発（IgA 再沈着）を高率に認める[12~15]．また IgA 腎症以外で末期腎不全に陥った患者に IgA 沈着のある腎を移植すると，沈着 IgA は消失する[16~18]．さらに本症患者で骨髄移植を行った症例では，沈着 IgA が消失する[19]などの所見から，腎既存細胞の異常というより全身の IgA 免疫系の異常が考えられる．本症患者では血清 IgA 値が必ずしも高値ではなく，IgA 骨髄腫の患者でも本症の合併は稀である[8,20,21]ことから，IgA 分子の量的異常ではなく，むしろ質的異常と考えられている．

本症は臨床，検査，病理所見ともに多彩である．また肝疾患，膠原病，炎症性腸疾患，悪性腫瘍，感染症などによる二次性 IgA 腎症が知られている[5,22]．多彩な臨床像と多くの二次性 IgA 腎症の存在から，さまざまな因子の関与が想定されるが，メサンギウムへの IgA 沈着と糸球体障害という共通の変化が生じると考えられ，本症は単一疾患ではなく疾患群である可能性が示唆される[6,23]．

ヒト血中 IgA は多くが骨髄 B 細胞由来で，90％が IgA1 で主に単量体である[24]．一方，糸球体沈着 IgA は主に IgA1 で J 鎖をもつ二量体または多量体である[25,26]．IgA が沈着しても必ずしも糸球体障害は生じず，沈着 IgA 量と糸球体障害および臨床所見に関連はない[26,27]．本症では血液中に糖鎖修飾異常（IgA1 ヒンジ部 O 結合型糖鎖異常）を伴った多量体 IgA1 が増加している[10]．そのヒンジ部糖鎖異常をもつ IgA1（糖鎖異常 IgA1）に対し糖鎖異常特異的な自己抗体が形成され免疫複合体を形成[9]，あるいは糖鎖異常 IgA1 そのものの自己凝集により[28]，多量体 IgA1 を含む高分子 IgA1 が形成されメサンギウムに沈着すると考えられる．沈着には IgA1 受容体の関与も疑われる[29,30]．沈着 IgA1 は補体系を活性化し炎症を惹起する．さらにポドサイト障害，尿細管間質障害を引き起こし腎障害が進行する[31]．これらの病因機序には遺伝素因がかかわっており，近年の全ゲノム関連解析（genome-wide association study：GWAS）にて疾患感受性遺伝子が同定され注目されている[1,2,32]．本症の病因はいまだ明らかでないが，遺伝素因だけではなく，上気道感染時に悪化する例を認めることから，粘膜免疫も病因に関与すると考えられる[3,4]．糸球体に沈着する IgA1 の産生・増加，糸球体への沈着，沈着からメサンギウム細胞・基質の増殖，腎炎の継続・進行と多くの機序が関与する[5~11]（**図 1**）．病因・病態生理の項目では，本症の

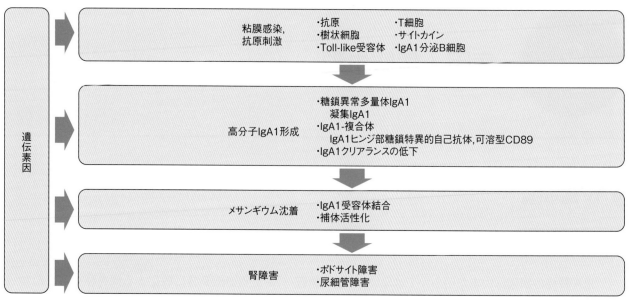

図 1　IgA 腎症の病因仮説

病因にかかわる遺伝因子，IgA 分子異常，粘膜免疫，IgA 糸球体沈着，糸球体障害の関連について小項目を挙げて概略する．

◆ 引用文献

1. Gharavi AG, et al. Nat Genet 2011；43：321-7.
2. Kiryluk K, et al. PLoS Genet 2012；8：e1002765.
3. Coppo R, et al. J Nephrol 2010；23：626-32.
4. Suzuki Y, et al. Clin Dev Immunol 2011；2011：639074.
5. Donadio JV, et al. N Engl J Med 2002；347：738-48.
6. Boyd JK, et al. Kidney Int 2012；81：833-43.
7. Narita I, et al. Clin Exp Nephrol 2008；12：332-8.
8. Floege J. Am J Kidney Dis 2011；58：992-1004.
9. Suzuki H, et al. J Am Soc Nephrol 2011；22：1795-803.
10. Mestecky J, et al. Annu Rev Pathol 2013；8：217-40.
11. Novak J, et al. Semin Immunopathol 2012；34：365-82.
12. Berger J, et al. Kidney Int 1975；7：232-41.
13. Berger J. Am J Kidney Dis 1988；12：371-2.
14. Ponticelli C, et al. Kidney Int 2001；60：1948-54.
15. Floege J. Semin Nephrol 2004；24：287-91.
16. Sanfilippo F, et al. Transplantation 1982；33：370-6.
17. Silva FG, et al. Transplantation 1982；33：241-6.
18. Cuevas X, et al. Transplant Proc 1987；19：2208-9.
19. Iwata Y, et al. Intern Med 2006；45：1291-5.
20. Zickerman AM, et al. Am J Kidney Dis 2000；36：E19.
21. Van Der Helm-Van Mil AH, et al. Br J Haematol 2003；122：915-7.
22. Pouria S, et al. Semin Nephrol 2008；28：27-37.
23. Glassock RJ. Curr Opin Nephrol Hypertens 2011；20：153-60.
24. Mestecky J. Am J Kidney Dis 1988；12：378-83.
25. Conley ME, et al. J Clin Invest 1980；66：1432-6.
26. van der Boog PJ, et al. Kidney Int 2005；67：813-21.
27. Suzuki K, et al. Kidney Int 2003；63：2286-94.
28. Hiki Y. Clin Exp Nephrol 2009；13：415-23.
29. Monteiro RC, et al. Annu Rev Immunol 2003；21：177-204.
30. Berthelot L, et al. J Exp Med 2012；209：793-806.
31. Lai KN. Nat Rev Nephrol 2012；8：275-83.
32. Yu XQ, et al. Nat Genet 2011；44：178-82.

2) IgA 腎症と遺伝

要 約

　IgA 腎症は多くが孤発性に生じるが，約 10％に家族性 IgA 腎症を認める[1,2]．孤発性 IgA 腎症においても発症に地域差，人種差を認め，多因子遺伝が関与する．孤発性と家族性 IgA 腎症では責任遺伝子が異なり，単一遺伝子から多因子遺伝までさまざまである．常染色体優性遺伝の集積を認める家系もある[3]．全ゲノム関連解析（GWAS）が近年行われ大きな成果を挙げている[4~6]．

1. 家族性 IgA 腎症の連鎖解析

　Gharavi らは家族性 IgA 腎症患者 30 家系の連鎖解析により 6q22-23（IGAN1）を同定した[7]．しかし IGAN1 に関連を認めたのは 60％であり，家族性 IgA 腎症の家系であっても単一の遺伝子が原因ではない可能性がある．その後 4q26-31（IGAN2）[8]，17q12-22（IGAN3）[8]，2q36[3] などの遺伝領域が同定された．これら報告された遺伝領域は，その他の人種の家族性 IgA 腎症との関連は認めなかった[9]．2q36 は菲薄基底膜病の原因遺伝子の COL4A3，COL4A4 が含まれ[10]，菲薄基底膜病に連鎖する領域が検出された可能性がある．家族性 IgA 腎症においても家系，地域，人種，臨床所見等で責任遺伝子が異なると考えられる．

2. 孤発性 IgA 腎症の関連解析

　日本人の IgA 腎症と健常コントロールを比較したケース・コントロール関連分析にて，L-セクレチン[11]，組織適応抗原クラスⅡ（MHC-Ⅱ）[12]，多価免疫グロブリン受容体（pIgR）[13]，免疫グロブリン μ 結合蛋白（IGHMBP2）[14] の一塩基多型（SNP）と本症発症との関連が報告された．

　IgA 腎症患者 3,144 名の GWAS にて，6p21 上の MHC-Ⅱ 領域に 3 カ所（*HLA-DQB1/DRB1*，*PSMB9/TAP1*，*DPA1/DPB2* 遺伝子座），1q32 上の補体 H 因子（complement factor H：*CFH*）領域（*CFHR3/R1* 遺伝子座）に 1 カ所，22q12 上の HORMAD2 遺伝子座に 1 カ所の計 5 カ所の感受性座位が同定された[4]．MHC 領域の遺伝子との関連は本症の病因に獲得免疫の関与を示唆し，*CFH* 領域との関連は補体活性との関係が示された．22q12 の遺伝子

座は血清 IgA 値や炎症性腸疾患との関連がある[15]．また B 細胞に発現している leukemia inhibitory factor（LIF）と oncostatin M（OSM）の 2 つのサイトカインの遺伝子領域を含んだ，本症病因と粘膜免疫との関連が示された．遺伝因子のリスクスコアは，アフリカから東方，北方へ向かうほど増加する．さらに南北のリスク増加は北ヨーロッパの IgA 腎症による腎不全の頻度のデータと一致し，多発性硬化症，1 型糖尿病と類似していた[6]．また中国人コホート（n ＝4,137）の GWAS では 6p21，22q12 に加えて，8p23（DEFA 遺伝子座），17p13（TNFSF13 遺伝子座）に感受性座位が同定された．さらに 6p21 上の MHC 領域の感受性座位は臨床症状との相関を認めた[5]．GWAS で報告された感受性座位を**表 1** に示す[16]．これら GWAS の結果より，本症病因には獲得免疫，自然免疫，炎症の関連が考えられ，人種間や地域での発症率の違いは遺伝的な要因が関与することがわかった．

　本症患者血縁者で，血中糖鎖異常 IgA1（IgA1 ヒンジ部 O 結合型糖鎖異常）の増加が報告され[17~19]，糖鎖異常 IgA1 産生と遺伝因子の関係が注目され，C1GalT1[20~22]，ST6GalNAc2[23,24] などが感受性遺伝子として報告されている．実際に，家族性 IgA 腎症の一親等で 47％，孤発性 IgA 腎症の 25％で糖鎖異常 IgA1 の増加を認めた[17]．さらに小児および成人 IgA 腎症の一親等家系で血中糖鎖異常 IgA1 の増加を認めた[18,19]．

◆ 引用文献

1. Johnston PA, et al. Q J Med 1992 ; 84 : 619-27.

表 1　GWAS で報告された IgA 腎症の感受性座位

染色体	SNPs (ancestral allele)	Risk allele : effect size (リスク増加%)	Risk allele 頻度 (アフリカ-ヨーロッパ-アジア人%)	領域内の遺伝子	病因との関連性
MHC 領域内					
6p21	rs7763262 (C) rs9275224 (A) rs2856717 (C) rs9275596 (T)	C：〜50% G：〜40% C：〜30% T：〜50%	65-69-72% 47-52-62% 69-63-81% 63-67-87%	*HLA-DRB1, -DQA1, -DQB1*	MHC-Ⅱの多型性を含み抗原提示に関連. *DRB1*1501-DQB1*602* ハプロタイプは 1 型糖尿病と同様に IgA 腎症発症を抑制する
	rs9357155 (G)	G：〜20%	94-83-85%	*PSMB8, PSMB9, TAP1, TAP2*	*PSMB8, PSMB9, TAP1, TAP2* はインターフェロン調節遺伝子で,抗原プロセッシングから MHC-Ⅰの抗原提示に関連
	rs1883414 (T)	C：〜20%	85-67-80%	*HLA-DPB2, -DPB1, -DPA1, COL11A2*	MHC-Ⅱを含み抗原提示に関連
MHC 領域外					
1p13	rs17019602 (A)	G：〜20%	16-19-19%	*VAV3*	Rho GTPases に関連し, T, B リンパ球の発生や抗原提示にかかわる
1q32	rs6677604 (G)	G：〜40%	53-77-91%	*CFH, CFHR1, CFHR3*	アレル (A) は *CFHR1* と *CFHR3* 遺伝子の欠損を生じ,補体第二経路の活性抑制を促進し, IgA 腎症と加齢黄斑変性症発症を抑制する
3q27	rs7634389 (T)	C：〜20%	16-38-40%	*ST6GAL1*	マクロファージのアポトーシスに関連し,先天性免疫の調整にかかわる
8p23	rs9314614 (G) rs2738048 (T) rs12716641 (C) rs10086568 (G)	C：〜20% C：〜30% T：〜30% A：〜20%	19-41-43% 19-29-35% 76-58-79% 39-33-27%	*DEFA*	α-defensins をエンコードする. 感染に対する自然免疫にかかわる
8q22	rs2033562 (C)	C：〜20%	67-33-59%	*KLF10, ODF1*	転写抑制因子をエンコードし,小腸での炎症反応にかかわる
9q34	rs4077515 (C)	T：〜20%	25-40-28%	*CARD9*	NF-κB を活性化させる BCL10 シグナルに関連し,先天性免疫と獲得免疫にかかわる
11p11	rs2074038 (G)	T：〜30%	0-12-33%	ACCS	上皮細胞の極性などに関連する
16p11	rs11150612 (G) rs11574637 (T)	A：〜20% T：〜40%	2-36-75% 66-82-100%	*ITGAM, ITGAX*	integrins をエンコードする. 炎症と免疫寛容のバランスの維持にかかわる
17p13	rs3803800 (A)	A：〜20%	79-22-28%	*TNFSF13, MPDU1, EIF4A1, CD68, TP53, SOX15*	*TNFSF13* は APRIL をエンコードする. APRIL は B 細胞の発達,粘膜抗原に対する反応,腸管関連リンパ組織 (GALT) での IgA 産生にかかわる
22q12	rs2412971 (A)	G：〜30%	21-62-70%	*HORMAD2, MTMR3, LIF, OSM, GATSL3, SF3A1*	アレル (G) は IgA 腎症のリスクを増加し, IgA 腎症において血清 IgA 高値と関連するが,炎症性腸疾患ではリスクが減弱する. LIF と OSM が B 細胞から IgA 産生を増加させる可能性がある
遺伝子どうしの相関					
1q32×22q12					22q12 の rs2412971 (A) は IgA 腎症発症に抑制的であるが, 1q32 の *CFHR3/1* 欠損ホモ接合体においては逆であった

連鎖不均衡が存在するものは代表 SNP のみ記載.　　　　　　　　　　　　　　　　　　　　　　（文献 5〜8, 17）より引用）

2. Rambausek M, et al. Pediatr Nephrol 1987；1：416-8.
3. Paterson AD, et al. J Am Soc Nephrol 2007；18：2408-15.
4. Gharavi AG, et al. Nat Genet 2011；43：321-7.
5. Yu XQ, et al. Nat Genet 2011；44：178-82.
6. Kiryluk K, et al. PLoS Genet 2012；8：e1002765.
7. Gharavi AG, et al. Nat Genet 2000；26：354-7.
8. Bisceglia L, et al. Am J Hum Genet 2006；79：1130-4.
9. Karnib HH, et al. Nephrol Dial Transplant 2007；22：772-7.
10. Frascá GM, et al. J Nephrol 2004；17：778-85.
11. Takei T, et al. Am J Hum Genet 2002；70：781-6.
12. Akiyama F, et al. J Hum Genet 2002；47：532-8.
13. Obara W, et al. J Hum Genet 2003；48：293-9.
14. Ohtsubo S, et al. J Hum Genet 2005；50：30-5.
15. Imielinski M, et al. Nat Genet 2009；41：1335-40.
16. Kiryluk K, et al. Annu Rev Med 2013；64：339-56.
17. Gharavi AG, et al. J Am Soc Nephrol 2008；19：1008-14.
18. Tam KY, et al. Kidney Int 2009；75：1330-9.
19. Kiryluk K, et al. Kidney Int 2011；80：79-87.
20. Li GS, et al. Kidney Int 2007；71：448-53.
21. Pirulli D, et al. J Nephrol 2009；22：152-9.
22. Zhu L, et al. Kidney Int 2009；76：190-8.
23. Li GS, et al. Hum Mutat 2007；28：950-7.
24. Malycha F, et al. Nephrol Dial Transplant 2009；24：321-4.

3）IgA 腎症と IgA1 分子異常

要　約

　本症の血中 IgA1 分子について詳細な解析が行われてきた．IgA1 ヒンジ部には O 結合型糖鎖が結合しているが，患者血清 IgA1 および糸球体より抽出された IgA1 において，ガラクトース（Gal）が欠損した O 結合型糖鎖をもつ糖鎖異常 IgA1 が増加している[1~3]．

1. IgA1 ヒンジ部構造と糖鎖修飾

　図 2 に IgA1 の構造を示す[4]．IgA1 は IgA2 に比し長いヒンジ部に O 結合型糖鎖を有するが，IgA2 のヒンジ部は短く糖鎖結合部位はない．ヒト IgA1 ヒンジ部には 9 カ所の O 結合型糖鎖結合部位が存在し，通常その 3～6 カ所に O 結合型糖鎖をもち[4,5]，糖鎖結合はランダムではなく特定の部位に生じる[6~9]．この糖鎖修飾は IgA1 分泌形質細胞のゴルジ装置内で各糖転移酵素群にて段階的に行われ[10]，IgA1 分子の O 結合型糖鎖構造には多様性を認める（図 2b）．

　IgA1 ヒンジ部 O 結合型糖鎖修飾は，N-アセチルガラクトサミン（GalNAc）転移酵素 2（GalNAc-T2）によりセリン（Ser）またはスレオニン（Thr）に GalNAc が結合することにより始まる．その外側にガラクトース（Gal）がガラクトース転移酵素（C1GalT1）にて結合する．その外側にシアル酸（NeuAc）が α2,3 シアル酸転移酵素（ST3Gal1）を介し Gal に，α2,6 シアル酸転移酵素（ST6GalNAc2）を介し GalNAc にそれぞれ結合する（図 3）．Gal が GalNAc に結合するよりも前に，GalNAc が α2,6 でシアル化されると，シアル化した GalNAc に Gal は結合できない[11]．

2. 糖鎖異常 IgA1

　ヒンジ部に存在する 3～6 個の O 結合型糖鎖のうち，NeuAc，Gal が欠損し末端 GalNAc が露出した O 結合型糖鎖をもつ IgA1 は，糖鎖不全 IgA1（underglycosylated IgA1），あるいは Gal 欠損 IgA1（Gal-deficient IgA1：Gd-IgA1）と呼ばれるが，後述のようにシアル酸の増加を認めることがあり，IgA 腎症で増加しているヒンジ部糖鎖異常をもつ IgA1 をここでは糖鎖異常 IgA1（aberrantly glycosylated IgA1）と総称する．IgA1 ヒンジ部 Gal 欠損 O 結合型糖鎖の検出には GalNAc 特異的である *Helix Aspersa* agglutinin（HAA）レクチンが用いられてきた．HAA レクチン ELISA にて本症血清 IgA1 では健常者に比し糖鎖異常 IgA1 の増加が示された[12~14]．糖鎖異常 IgA1 はヒンジ部に結合する 3～6 個の O 結合型糖鎖すべてが Gal 欠損というわけでなく，Gal 欠損部位は特定の部位に生じると考えられる[6,8,9]．また，健常者においても血中に糖鎖異常 IgA1 を認める[9,15]．レクチン精製の不安定性が問題であったが，近年，Gd-IgA1 を認識するモノクローナル抗体が開発さ

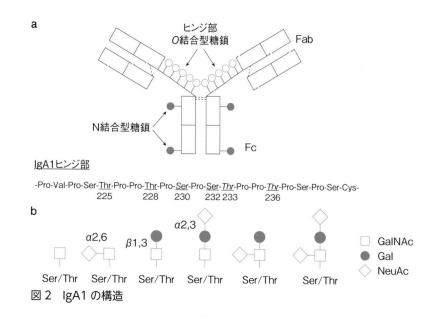

図 2　IgA1 の構造

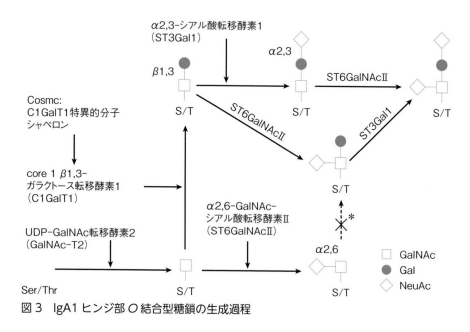

図 3　IgA1 ヒンジ部 O 結合型糖鎖の生成過程

れ，新たな Gd-IgA1 測定系が構築された[16].

　Epstein Barr ウイルスにより不死化した患者 IgA1 産生 B 細胞由来の IgA1 と，同じ患者の血清 Gd-IgA1 値は相関したことから，糖鎖異常 IgA1 は免疫複合体形成後の変化や血中での糖鎖修飾ではなく，IgA1 産生 B 細胞内での過程で生じると考えられる[17]. この患者由来の IgA1 産生 B 細胞では C1GalT1 活性の低下と ST6GalNAc2 活性の増加を認めた[17]. GalNAc の $\alpha2,6$ でのシアル化が Gal の Gal-NAc への結合を阻害することにより糖鎖異常 IgA1

が増加する可能性がある. C1GalT1 の発現は microRNA（miRNA）によっても制御されるが，本症では末梢血単核球で特定の miRNA（miR-148b）が発現亢進され，C1GalT1 の発現減少，糖鎖異常 IgA1 増加と関連している可能性がある. また Th2 サイトカインにより C1GalT1 および Cosmc 発現および活性が低下する[18,19].

◆ 引用文献

1. Mestecky J, et al. Contrib Nephrol 1993；104：172-82.

2. Allen AC. Nephrol Dial Transplant 1995；10：1121-4.
3. Hiki Y, et al. Contrib Nephrol 1995；111：73-84.
4. Mattu TS, et al. J Biol Chem 1998；273：2260-72.
5. Tarelli E, et al. Carbohydr Res 2004；339：2329-35.
6. Renfrow MB, et al. J Biol Chem 2005；280：19136-45.
7. Iwasaki H, et al. J Biol Chem 2003；278：5613-21.
8. Takahashi K, et al. Mol Cell Proteomics 2010；9：2545-57.
9. Takahashi K, et al. J Proteome Res 2012；11：692-702.
10. Raska M, et al. J Mol Biol 2007；369：69-78.
11. Schachter H, et al. J Biol Chem 1971；246：5321-8.
12. Moldoveanu Z, et al. Kidney Int 2007；71：1148-54.
13. Shimozato S, et al. Nephrol Dial Transplant 2008；23：1931-9.
14. Yanagawa H, et al. PLoS One 2014；9：e98081.
15. Wada Y, et al. J Proteome Res 2010；9：1367-73.
16. Yasutake J, et al. Nephrol Dial Transplant 2015；30：1315-21.
17. Suzuki H, et al. J Clin Invest 2008；118：629-39.
18. Yamada K, et al. Nephrol Dial Transplant 2010；25：3890-7.
19. Suzuki H, et al. J Biol Chem 2014；289：5330-9.

4）IgA 腎症と粘膜免疫

要 約

上気道感染や消化管感染により，肉眼的血尿を伴う臨床症状の増悪を認めることから，本症病因と粘膜免疫との関連が疑われる．実際に本症では上気道感染後に血液中の多量体 IgA1 増加を認め[1]，扁桃摘出の有効性が示されている[2~4]．粘膜免疫応答の異常が血液中の多量体 IgA1 増加，糸球体沈着につながる可能性が指摘されている[5,6]．

1. 抗原

IgA 腎症は何らかの外来（または内因性）抗原とそれに対する IgA 抗体で形成される血中免疫複合体が腎糸球体に沈着するという機序が考えられ，責任抗原の解明が精力的に検討されてきた．さまざまな細菌，ウイルス感染，食物抗原との関係が報告されているが，特異抗原の同定はできていない．サイトメガロウイルス[7]，EB ウイルス[8]，*H. parainfluenzae*[9]，*S. aureus*[10]，溶連菌 M 蛋白[11]等が本症患者糸球体にその抗原が観察されたと報告されているが，必ずしも再現性は確認されていない．

欧米を中心にセリアック病と本症との関連が指摘され[12]，一部の IgA 腎症患者ではセリアック病と同様，小麦に含まれる糖蛋白質のグリアジンに対する抗グリアジン IgA 抗体をもつと報告されたが，一定の見解は得られていない[13]．その他にもウシ血清アルブミンを含むミルク[14]，カゼイン[15]，卵アルブミン[16]などの抗原を含む血液中の IgA 免疫複合体の増加が報告されており，日本人患者においても，メサンギウムにカゼイン，大豆蛋白，米蛋白が検出される例を認める[17]．スウェーデン人 IgA 腎症患者の約 1/3 にグルテンに対する直腸粘膜の過敏性を認め[18]，食物抗原に対する粘膜異常の存在が示唆された．さらにグルテンを含まない食事にて IgA 免疫複合体が減少，食物抗原特異的 IgA，蛋白尿，血尿が減少した[19]．以上よりある種の食物，特にレクチンを含む食物摂取と本症の関連が疑われる．これら細菌，ウイルス抗原，食物抗原などが IgA1 と血中免疫複合体を形成し糸球体に沈着するのか，粘膜免疫の異常により糸球体沈着性の IgA1 が産生されるのか，それとも非特異的な沈着なのか明らかになっていない．

2. Toll-like 受容体（TLR）と B 細胞増殖因子

活動性のある IgA 腎症患者の血中単核球では TLR4 の発現が増加している[20]．細菌 Lipopolysaccharide（LPS）と B 細胞上 TLR4 の結合により Cosmc 発現が抑制され，IgA1 糖鎖異常を生じると報告されている[21]．IgA 腎症患者血清に口蓋扁桃常在菌である *H. parainfluenzae*（HP）特異的 IgA 抗体が有意に上昇しその腎組織に HP 抗原が存在することが報

告され[9]，患者の扁桃リンパ球を HP 外膜抗原で刺激すると IgA が過剰産生された[22]．以上から，IgA 腎症患者扁桃では免疫寛容が破綻しており，細菌に対して過剰な免疫応答が生じていることが示された．細菌に共通して存在する DNA 配列（非メチル化 CpG-ODN）は，TLR9 のリガンドとなり自然免疫応答を誘導する．IgA 腎症モデルマウス（ddY マウス）に CpG-ODN を鼻腔内投与した結果，血清 IgA 値の上昇と腎糸球体への IgA 沈着増加を認め，腎炎進行に TLR9 発現と TLR のシグナル分子である myeloid differential protein 88（MyD88）が関連していると考えられる[23]．本症患者の疾患の進行は TLR9 の遺伝子多型と関与しており[23]，扁桃における TLR9 高発現群では扁摘パルスの効果が高いと報告された[24]．本症患者の口蓋扁桃では，J 鎖を有する多量体 IgA 産生細胞[25]，IgA1 陽性細胞[26]が増加しているだけではなく，扁桃由来 B リンパ球では C1GalT1，Cosmc の発現が低下しており[27]，糖鎖異常 IgA1 の産生増加を認める[28]．

　B-cell activation factor of the tumor necrosis factor family（BAFF）や a proliferation-inducing ligand（APRIL）は，単球，マクロファージ，樹状細胞から分泌され，T 細胞非依存性に IgA クラススイッチと IgA 分泌増加を誘導する[29]．本症患者の扁桃単核球を CpG-ODN で刺激すると BAFF が産生され IgA 分泌増加を認める[30]．BAFF 過剰発現マウスでは B 細胞の過形成，高 γ グロブリン血症と IgA 優位の沈着を伴う腎炎を生じ，血液中に糖鎖異常を伴う多量体 IgA の増加と正常細菌叢の細菌に反応する IgA を認めた[31]．また患者血中では APRIL の増加が認められ[31]，組織障害度との関連も報告されている[32]．IgA 腎症患者扁桃の胚中心では，習慣性扁桃炎と比較し APRIL 陽性細胞の増加を認め，その程度が疾患重症度と相関することが示された[33]．さらに，IgA 腎症自然発症モデルに抗 APRIL 抗体を投与したところ，血清 IgA が低下し，糸球体 IgA の沈着の低下とあわせ蛋白尿の改善を認めたことから[34,35]，ヒト IgA 腎症での抗 APRIL 抗体の治療効果が期待される．

3. 粘膜骨髄連関(mucosa-bone marrow axis)

　通常，末梢血液中に循環している IgA は骨髄で産生され，そのほとんどが単量体であるのに対して，呼吸器系や消化器系などの粘膜面で産生される粘膜型 IgA のほとんどが多量体である．しかしながら，IgA 腎症の患者血中には多量体 IgA が増加しており，糸球体に沈着している IgA も多量体が主体であることがわかっている．さらに，骨髄でも多量体 IgA 産生細胞が増加しているという報告もある[36]．以上より，Gd-IgA1 の一部は粘膜面由来であることが示唆される．粘膜骨髄連関の見地から，本症患者粘膜には異常な感作を受けた責任細胞が存在し，粘膜での感作後，骨髄・リンパ組織間を移動し免疫記憶細胞としてとどまると想定される．一般的に粘膜と骨髄の間には常に抗原提示細胞と抗原特異的リンパ球の交通が存在している[37]．すなわち，多量体 IgA 産生細胞は主に扁桃などの粘膜由来であり，それが骨髄などに展開し，そこで Gd-IgA1 を産生している可能性が考えられる．つまり，IgA 腎症の病態には Mucosa-bone marrow axis の異常が関わっている可能性が示唆される．

◆ 引用文献

1. Feehally J, et al. Kidney Int 1986；30：924-31.
2. Hotta O, et al. Am J Kidney Dis 2001；38：736-43.
3. Xie Y, et al. Kidney Int 2003；63：1861-7.
4. Hirano K, et al. JAMA Netw Open 2019；2：e194772.
5. Coppo R, et al. J Nephrol 2010；23：626-32.
6. Boyd JK, et al. Kidney Int 2012；81：833-43.
7. Waldo FB, et al. Lancet 1989；1：129-31.
8. Iwama H, et al. Am J Kidney Dis 1998；32：785-93.
9. Suzuki S, et al. Lancet 1994；343：12-6.
10. Koyama A, et al. Kidney Int 2004；66：121-32.
11. Schmitt R, et al. Am J Pathol 2010；176：608-18.
12. Fornasieri A, et al. Br Med J（Clin Res Ed）1987；295：78-80.
13. Sategna-Guidetti C, et al. Gut 1992；33：476-8.
14. Jackson S, et al. Clin Exp Immunol 1992；89：315-20.
15. Russell MW, et al. J Clin Immunol 1986；6：74-86.
16. Feehally J, et al. Pediatr Nephrol 1987；1：581-6.
17. Sato M, et al. Clin Exp Immunol 1988；73：295-9.
18. Smerud HK, et al. Nephrol Dial Transplant 2009；24：2476-81.
19. Coppo R, et al. Clin Nephrol 1990；33：72-86.
20. Coppo R, et al. Clin Exp Immunol 2010；159：73-81.
21. Qin W, et al. Nephrol Dial Transplant 2008；23：1608-14.
22. Fujieda S, et al. Clin Immunol 2000；95：235-43.

23. Suzuki H, et al. J Am Soc Nephrol 2008；19：2384-95.
24. Sato D, et al. Nephrol Dial Transplant 2012；27：1090-7.
25. Nagy J, et al. Scand J Immunol 1988；27：393-9.
26. Bene MC, et al. Nephron 1991；58：425-8.
27. Inoue T, et al. Clin Immunol 2010；136：447-55.
28. Horie A, et al. Am J Kidney Dis 2003；42：486-96.
29. Jin J, et al. Nat Immunol 2012；13：1101-9.
30. Goto T, et al. Clin Immunol 2008；126：260-9.

31. McCarthy DD, et al. J Clin Invest 2011；121：3991-4002.
32. Han SS, et al. J Am Soc Nephrol 2016；27：3434-39.
33. Muto M, et al. J Am Soc Nephrol 2017；28：1227-38.
34. Kim YG, et al. PLoS One 2015；10：e0137044.
35. Myette JR, et al. Kidney Int 2019；96：104-16.
36. Harper SJ, et al. J Clin Pathol 1996；49：38-42.
37. Kunkel EJ, et al. Nat Rev Immunol 2003；3：822-9.

5) IgA 腎症と IgA1 糸球体沈着

要 約

本症は腎糸球体に IgA1 の選択的な沈着を認める．沈着 IgA1 は λ 軽鎖をもち[1]，J 鎖を認める二量体または多量体 IgA1 である（**図 4a, b**）[2~4]．さらに沈着 IgA1 はヒンジ部 O 結合型糖鎖異常を認める[5~7]．

1. 糖鎖異常 IgA1 と免疫複合体形成

患者血清中の IgA1 ヒンジ部異常糖鎖に反応する IgG または IgA1 抗体が同定されている（**図4c**）[8~11]．IgA1 ヒンジ部糖鎖異常は IgA1 分子の 3 次元構造変化を生じ，ヒンジ部糖鎖異常部位を新たなエピトープとして血清中の IgG 型または IgA 型の自己抗体が認識し，免疫複合体を形成すると考えられる[12]．Suzuki らはこの IgA ヒンジ部糖鎖異常特異的 IgG 抗体の重鎖遺伝子の可変領域内 complementarity-determining region 3（CDR3）のアミノ酸配列の変化を認め，この変化が糖鎖異常 IgA1 への結合に必要と報告した[11]．さらに患者血中糖鎖異常 IgA1 特異的 IgG 抗体値は蛋白尿と相関した[11]．この糖鎖異常 IgA1 特異的抗体の形成機序は不明だが，細菌表面の糖鎖に対する抗体が交差抗原として IgA1 ヒンジ部糖鎖を認識するという仮説がある[12,13]．IgA1 を含む免疫複合体は健常者にも低値ながら存在する[10,14]．糖鎖異常 IgA1 を含む免疫複合体はメサンギウム細胞および細胞外基質に親和性があり沈着につながる[15]．メサンギウムへの免疫複合体沈着を規定する因子は明らかでないが，免疫複合体のサイズ，量，局所の血行力学因子が関与する[16]．IgA1 を含む抗原がメサンギウムに結合後 in situ で免疫複合体を形成する可能性も考えられる[17,18]．

2. IgA1-IgA 受容体複合体

ヒトには，Fcα 受容体（FcαRI；CD89），アシアロ糖蛋白受容体（asialoglycoprotein receptor：ASGP-R），多量体免疫グロブリン受容体（pIgR），トランスフェリン受容体（CD71），Fcα/μ 受容体の計 5 つの IgA 受容体が存在する[19]（**表 2**）．CD71[20,21] と Fcα/μ 受容体[22] はメサンギウムに発現を認めるが，CD89，ASGP-R，pIgR の発現は認めない[23~27]．

ヒト FcαRI（CD89）発現マウスでは，単球上の CD89 に IgA が結合し，IgA と可溶性 CD89（sCD89）複合体が血液中に放出され，本症類似の腎炎を生じる（**図 4d**）[28]．しかしマウス IgA はヒト CD89 には in vitro で結合せず，さらに sCD89 注入実験においてメサンギウムにマウス IgA は沈着しなかったこと[29]，IgA-sCD89 複合体量は患者と健常者で差がないことから[30]，ヒト IgA 腎症でのこの機序の存在には議論の余地がある．

トランスフェリン受容体（CD71）は IgA2 ではなく多量体 IgA1 に結合し，増殖メサンギウム細胞表面に発現し，メサンギウムの IgA1 沈着と一致する[20,21]．IgA2 は結合せず IgA1 のヒンジ部糖鎖が認識に必要と考えられる[21]．糖鎖異常 IgA1 を含む免疫複合体と結合するとメサンギウムでの CD71 の発現がさらに促進する[21,31]．ヒト IgA1 とヒト CD89 をともに発現し IgA 腎症類似の腎炎を生じるマウスモ

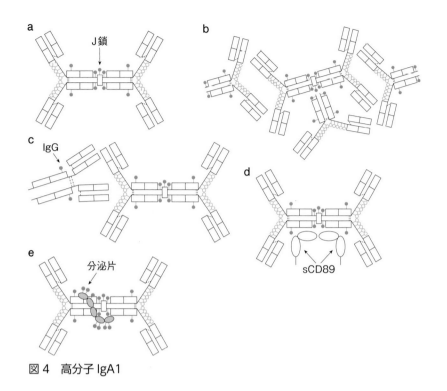

図4　高分子 IgA1

デル（αKI-CD89 トランスジェニックマウス）で，IgA1 糸球体沈着および腎炎惹起には sCD89 を介した IgA1-CD89 複合体のメサンギウム CD71 への結合，それに誘導されるメサンギウムでの組織トランスグルタミナーゼ（TG2）発現亢進が必要であると報告された[32]．しかしながら CD71[33] および TG2[34] はメサンギウム細胞以外にも発現しておりメサンギウム特異的な IgA1 沈着を説明できない．Fcα/μ 受容体もメサンギウムに発現していると報告されているが[22]，この受容体は IgM とも結合しその意義は不明である[27]．糖鎖異常 IgA1 をプローブとしたメサンギウム新規受容体の検索で，インテグリンヘテロ二量体（α1β1 および α2β1）が同定された[35]．しかしインテグリンヘテロ二量体もメサンギウム細胞以外にも発現しており，IgA1 のメサンギウム特異的な沈着を説明できない．

3. 糖鎖異常 IgA1 のメサンギウムに対する親和性

　細胞外基質に対し糖鎖異常 IgA1 は親和性が高く，メサンギウムに受動的に捉えられ沈着が生じると考えられている[36]．ヒトメサンギウム細胞は陽イオン荷電よりも陰イオン荷電の多量体 IgA に強く結合し，陰イオン荷電が多量体 IgA1 のメサンギウム沈

着に関与すると報告され[37]，メサンギウム沈着と糖鎖，特にシアル酸との関連が示唆される．β1,4 ガラクトース転移酵素欠損マウスでは IgA の N 結合型糖鎖で Gal 欠損が生じ，メサンギウムに IgA の沈着を認める[38]．

4. 自己凝集 IgA1

　糖蛋白の糖側鎖の役割の 1 つにペプチドの立体構造保持，親水性の保持がある．本症では熱安定性の低下した易変性性 IgA1 の増加が観察された[39]．熱抵抗性 IgA1 と熱凝集 IgA1 の O 結合型糖鎖を比較すると，熱凝集 IgA1 では熱抵抗性 IgA1 より糖鎖内シアル酸含量が減少していた[39]．また IgA1 分子からシアル酸と Gal を除去すると IgA1 が凝集した[40]．以上より糖鎖異常 IgA1 は分子脆弱性であり凝集高分子 IgA1 が非免疫学的に生成され，糸球体に沈着する可能性がある（図4b）．

5. 分泌型 IgA

　IgA 腎症患者では血液中の多量体 IgA が増加している．一方で，分泌型 IgA（sIgA）の増加は認めないとされたが[41]，sIgA はメサンギウム細胞に強く結合すると報告された（図4e）．さらに sIgA が血中で増加する患者では血尿を多く認めた[42,43]という報告もあるが，一定の見解が得られていない．

6. 血中 IgA クリアランスの障害

　IgA 腎症患者の約半数では血中 IgA 値が増加するが[44,45]，血中 IgA 値は IgA の産生増加と白血球への取り込み，肝からの除去のバランスによって決定される．本症では肝でのクリアランスの低下が報告されている[16]．ASGP-R は IgA を含む幅広い糖蛋白のアシアロ体を認識する[46]．肝の ASGP-R による取り込みは，血液中からの IgA を含む免疫複合体のクリアランスに重要であるが IgA1-IgG 免疫複合体の分子量は 800 kD 以上であり，ディッセ腔を通過できず ASGP-R から除去されない[16]．シアル酸を多く含む IgA1 は分子の陰性荷電が増加し肝からのクリアランスが低下する[16]．

　骨髄球系細胞は FcαRI を発現しており，炎症性白血球の活性化または IgA およびその複合体の代謝経路として重要である[19]．本症では単球，好中球上の FcαRI の発現が低下しており，その IgA 結合の減少が報告されている[47]．FcαRI の発現低下と機能不全は強直性脊椎炎[48]，HIV[49]，アルコール性肝炎[50]など二次性 IgA 腎症を生じる疾患でも認められる．

7. メサンギウムからの IgA クリアランス

　本症寛解患者の再腎生検にて IgA 沈着が消失すること[51]，マウスモデルで健常マウスからの骨髄移植で IgA 沈着が減弱することから[52,53]，メサンギウムへの IgA 沈着は可逆的と考えられる．IgA はメサンギウム細胞に結合し IgA 受容体を介し取り込まれ分解を受けると考えられるが[54]，その主要な役割を果たす IgA 受容体は明らかになっていない[55]．また IgA プロテアーゼで処理を受けると沈着 IgA は消失するが[56]，沈着 IgA1 の消失する経路は明らかになっていない．

◆ 引用文献

1. Monteiro RC, et al. Kidney Int 1985；28：666-71.
2. Conley ME, et al. J Clin Invest 1980；66：1432-6.
3. van der Boog PJ, et al. Kidney Int 2005；67：813-21.
4. Tomino Y, et al. Clin Exp Immunol 1982；49：419-25.
5. Hiki Y, et al. Kidney Int 2001；59：1077-85.
6. Allen AC, et al. Kidney Int 2001；60：969-73.
7. Suzuki H, et al. Kidney Int 2018；93：700-5.
8. Kokubo T, et al. J Am Soc Nephrol 1997；8：915-9.
9. Tomana M, et al. Kidney Int 1997；52：509-16.
10. Tomana M, et al. J Clin Invest 1999；104：73-81.
11. Suzuki H, et al. J Clin Invest 2009；119：1668-77.
12. Novak J, et al. Semin Nephrol 2008；28：78-87.
13. Suzuki H, et al. J Am Soc Nephrol 2011；22：1795-803.
14. Hall RP, et al. Clin Exp Immunol 1981；45：234-9.
15. Novak J, et al. Kidney Int 2005；67：504-13.
16. Mestecky J, et al. Annu Rev Pathol 2013；8：217-40.
17. Glassock RJ. Curr Opin Nephrol Hypertens 2011；20：153-60.
18. Couser WG. J Am Soc Nephrol 2012；23：381-99.
19. Monteiro RC, et al. Annu Rev Immunol 2003；21：177-204.
20. Moura IC, et al. J Exp Med 2001；194：417-25.
21. Moura IC, et al. J Am Soc Nephrol 2004；15：622-34.
22. McDonald KJ, et al. Biochem Biophys Res Commun 2002；290：438-42.
23. Diven SC, et al. Kidney Int 1998；54：837-47.
24. Leung JC, et al. J Am Soc Nephrol 2000；11：241-9.
25. Novak J, et al. Kidney Int 2002；62：465-75.
26. Westerhuis R, et al. J Am Soc Nephrol 1999；10：770-8.
27. Barratt J, et al. Kidney Int 2000；57：1936-48.
28. Launay P, et al. J Exp Med 2000；191：1999-2009.
29. van der Boog PJ, et al. Nephrol Dial Transplant 2004；19：2729-36.
30. van der Boog PJ, et al. Kidney Int 2003；63：514-21.
31. Moura IC, et al. J Am Soc Nephrol 2005；16：2667-76.
32. Berthelot L, et al. J Exp Med 2012；209：793-806.
33. Kawabata H, et al. J Biol Chem 1999；274：20826-32.
34. Itoh M, et al. J Histochem Cytochem 2011；59：180-7.
35. Kaneko Y, et al. Int Immunol 2012；24：219-32.
36. Hiki Y. Clin Exp Nephrol 2009；13：415-23.
37. Leung JC, et al. Kidney Int 2001；59：277-85.
38. Nishie T, et al. Am J Pathol 2007；170：447-56.
39. Hiki Y, et al. J Am Soc Nephrol 1996；7：955-60.
40. Kokubo T, et al. J Am Soc Nephrol 1998；9：2048-54.
41. Mole CM, et al. Nephron 1995；71：75-8.
42. Oortwijn BD, et al. Kidney Int 2006；69：1131-8.
43. Zhang JJ, et al. Nephrol Dial Transplant 2008；23：207-12.
44. Delacroix DL, et al. J Clin Invest 1983；71：358-67.
45. van den Wall Bake AW, et al. Am J Kidney Dis 1988；12：410-4.
46. Stockert RJ. Physiol Rev 1995；75：591-609.
47. Grossetete B, et al. Kidney Int 1998；53：1321-35.
48. Montenegro V, et al. J Rheumatol 2000；27：411-7.
49. Grossetete B, et al. AIDS 1995；9：229-34.
50. Silvain C, et al. J Immunol 1995；155：1606-18.
51. Hotta O, et al. Am J Kidney Dis 2002；39：493-502.
52. Imasawa T, et al. Kidney Int 1999；56：1809-17.
53. Suzuki H, et al. Kidney Int 2017；72：319-27.
54. Gomez-Guerrero C, et al. J Immunol 1994；153：5247-55.
55. Barratt J, et al. J Am Soc Nephrol 2005；16：2088-97.
56. Lamm ME, et al. Am J Pathol 2008；172：31-6.

6) IgA 腎症と糸球体障害

要　約

　IgA 沈着によるメサンギウム細胞の活性化と補体活性化が腎炎を惹起し，続いてポドサイト障害，尿細管障害が生じる[1,2]．メサンギウム細胞から放出される液性因子はポドサイト障害，尿細管間質障害に重要な役割を果たすと考えられている（糸球体-ポドサイト-尿細管クロストーク）[2]．

1. IgA1 沈着によるメサンギウム細胞の活性化

　本症患者血清由来の多量体 IgA1 または多量体 IgA1 を含む免疫複合体は，培養メサンギウム細胞に結合し[3]，細胞増殖と細胞外基質の分泌を促す[4,5]．メサンギウム細胞から tumor necrosis factor-α（TNF-α），IL-6[6,7]，IL-8[8]，transforming growth factor-β（TGF-β）[7,9]，マクロファージ遊走阻止因子[10]，血小板活性化因子[11]といった液性因子が自己分泌される．さらには vascular endothelial growth factor-A の発現低下，一酸化窒素の増加[12]，可溶性 NO 合成酵素亢進[13]，アポトーシスの誘導[12]，アンジオテンシン II 受容体の発現増加を含むレニン-アンジオテンシン系（RAS）の亢進などが報告されている[9,14]．このメサンギウム細胞から放出される液性因子はポドサイト障害，尿細管間質障害に重要な役割を果たす（糸球体-ポドサイト-尿細管クロストーク）[2]．

　培養メサンギウム細胞は 700〜800 kDa の IgA1 を含む免疫複合体（IgA1-IC）では増殖せず，800〜900 kDa の IgA1-IC で増殖する[5]．さらに肉眼的血尿を認める病勢が活発な状態での IgA1-IC は，同一患者の病勢が安定している状態の IgA1-IC に比し，メサンギウム細胞をより増殖させる効果がある[5]．このことは多量体 IgA1 を含む免疫複合体のサイズや性質によるメサンギウム細胞の反応性の違いを示している．IgA1 による培養メサンギウムの増殖は，Mitogen-activated protein（MAP）キナーゼファミリーの extracellular signal-regulated kinase（ERK）活性化[15]，非受容体型チロシンキナーゼの spleen tyrosine kinase（Syk）活性化[16]，それに続く炎症性サイトカイン増加を介する．

2. 補体の活性化

　糸球体内での補体系の活性化は炎症を導き組織障害を起こす．補体系の関与は本症で高率に C3 の沈着が認められ，実際に C5b-9 が存在することから示唆されてきた[17]．古典経路の C1q 沈着はまれであり，副経路またはマンノース結合レクチン（mannose-binding lectin：MBL）経路が本症における補体系の活性化に関与している．単量体 IgA は補体活性化を示さないが，二量体および多量体 IgA は補体を活性化し糸球体障害を引き起こす[18]．多量体 IgA および IgA1-IC は，補体副経路とレクチン経路を介して C5b-9 を産生し，メサンギウム細胞から炎症誘導因子と基質蛋白の産生を促進する[8,19]．全身の補体活性の増加については一定の報告は得られていないが[20]，血中 C3 が低い患者は血清クレアチニン（sCr）の 2 倍化が有意に多いという報告がある[21]．多量体 IgA1 は単量体 IgA1 に比し MBL により強く結合し MBL 経路を誘導する[8]．MBL 経路の発現はより重症の患者に認められる[19,22]．

3. ポドサイト障害

　メサンギウム障害に続き糸球体障害が進行するかどうか規定する重要な因子はポドサイト障害の程度である[23]．ポドサイト障害の遷延にてポドサイトは糸球体基底膜から剝離する．ポドサイトは増殖能に乏しく，残存ポドサイトは基底膜全面を被覆できなくなり一部の基底膜がボウマン嚢に露出する．この露出面を被覆すべくボウマン嚢上皮細胞の増殖が起こり，結果として分節性硬化病変が生じると考えられる[1]．実際，尿中ポドサイト数の多い患者では有意に分節性硬化病変を多く認めた[24,25]．ポドサイト障害によって，蛋白尿の増加と分節性糸球体硬化病

変が生じ，腎症が進行する[26~29]．

4. 尿細管間質障害

本症における尿細管間質障害は，①糸球体-ポドサイト-尿細管クロストーク，②マクロファージの尿細管間質浸潤，③尿蛋白による尿細管間質障害，の主に3つの機序によって生じる[2]．多量体IgA1またはIgA1-IC沈着によりメサンギウム細胞から産生された液性因子は，主にボウマン嚢腔内への漏出および後糸球体毛細血管床の2つの経路を介し尿細管間質に到達する．そこで尿細管上皮細胞を活性化し，尿細管上皮から炎症惹起因子はIL-6，TNF-α，TGF-β，soluble intercellular adhesion molecule-1，アンジオテンシンⅡを含み，間質への炎症細胞浸潤と細胞外基質成分の過産生を導く．尿細管上皮細胞は浸潤炎症細胞から放出された炎症性サイトカインを介し炎症カスケードを増幅し，さらに炎症細胞の遊走を誘導し，基質増加，尿細管間質線維化が生じる[30]．尿蛋白は尿細管上皮から炎症性サイトカインを促し，炎症細胞の走化，遊走を刺激する．

アンジオテンシンⅡを中心にRASはIgA腎症を含む多くの腎疾患の腎障害進展に重要な役割を果たす．メサンギウム細胞，ポドサイト，尿細管上皮細胞には1型アンジオテンシンⅡ受容体と2型アンジオテンシンⅡ受容体が存在し，本症での発現亢進が指摘されている[14,31]．

◆ 引用文献

1. Barratt J, et al. Semin Nephrol 2011；31：349-60.
2. Lai KN. Nat Rev Nephrol 2012；8：275-83.
3. Novak J, et al. Kidney Int 2002；62：465-75.
4. Lopez-Armada MJ, et al. J Immunol 1996；157：2136-42.
5. Novak J, et al. Kidney Int 2005；67：504-13.
6. van den Dobbelsteen ME, et al. Kidney Int 1994；46：512-9.
7. Moura IC, et al. J Am Soc Nephrol 2005；16：2667-76.
8. Oortwijn BD, et al. J Am Soc Nephrol 2006；17：3529-39.
9. Lai KN, et al. J Am Soc Nephrol 2003；14：3127-37.
10. Leung JC, et al. Nephrol Dial Transplant 2003；18：36-45.
11. Coppo R, et al. Kidney Int 2010；77：417-27.
12. Amore A, et al. J Am Soc Nephrol 2001；12：1862-71.
13. Amore A, et al. Am J Kidney Dis 2000；36：1242-52.
14. Lai KN, et al. Kidney Int 2004；66：1403-16.
15. Tamouza H, et al. Kidney Int 2012；82：1284-96.
16. Kim MJ, et al. J Immunol 2012；189：3751-8.
17. Rauterberg EW, et al. Kidney Int 1987；31：820-9.
18. Stad RK, et al. Clin Exp Immunol 1993；92：514-21.
19. Roos A, et al. J Am Soc Nephrol 2006；17：1724-34.
20. Zwirner J, et al. Kidney Int 1997；51：1257-64.
21. Kim SJ, et al. PLoS One 2012；7：e40495.
22. Endo M, et al. Nephrol Dial Transplant 1998；13：1984-90.
23. Floege J. Nephron 2002；91：582-7.
24. Asao R, et al. Clin J Am Soc Nephrol 2012；7：1385-93.
25. Fukuda A et al. Nephrol Dial Transplant 2015；30：1140-50.
26. Remuzzi G, et al. N Engl J Med 1998；339：1448-56.
27. El Karoui K, et al. Kidney Int 2011；79：643-54.
28. Hill GS, et al. Kidney Int 2011；79：635-42.
29. Cook HT. Kidney Int 2011；79：581-3.
30. Tam KY, et al. Am J Physiol Renal Physiol 2010；299：F359-68.
31. Chan LY, et al. J Am Soc Nephrol 2005；16：2306-17.

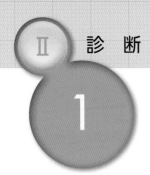

1 IgA 腎症を疑う所見

1) 臨床症状・身体所見

要 約

　大部分の症例が無症候性の検尿異常で発見される．急性腎炎様症状やネフローゼ症候群による浮腫が発見の動機となることもある．しばしば急性上気道炎に肉眼的血尿を併発する．しかし，肉眼的には口蓋扁桃に IgA 腎症に特異的な所見は認めない．進行性の腎機能低下例では，中等度から高度蛋白尿，高血圧，腎機能低下の順で出現することが多い．

1. 発症様式

　わが国での IgA 腎症の発見の動機は，学校健診や職場健診における検尿で尿潜血・尿蛋白陽性として偶然に発見され，無症候性血尿・蛋白尿と臨床的に診断されるものが大多数を占める．また，発症時期不明のまま血尿・蛋白尿とともに腎障害が進行して高血圧や血液検査異常（血中尿素窒素や血清クレアチニン値の上昇）が出現し，これらが健診などで発見されることが診断の動機となることもある．肉眼的血尿で発見されることもあるが，急性糸球体腎炎とは異なり，上気道感染を主とする感染直後に発作的に生じる肉眼的血尿が特徴的である．また，稀であるが，急性腎炎様症状やネフローゼ症候群による浮腫が発見の動機となることもある．IgA 腎症による腎不全例で腎移植後に 35％で再発し，顕微鏡的血尿，軽度蛋白尿を認めるとの報告もある[1]．

2. 腎生検時の臨床症状・身体所見

　わが国における全国疫学調査（1995 年）[2]では，発症から腎生検までの期間の中央値は 16 カ月で，腎生検時に約 20％で収縮期高血圧（140 mmHg 以上），56.4％で蛋白尿 2＋以上，47.0％で尿中赤血球 30 個/HPF 以上，約 30％で eGFR 60 mL/分/1.73 m^2以下であった．また，高血圧は，腎生検時に腎機能低下がなくてもしばしば認め，一般人口に比して有意に頻度が高いとされている[2]．典型的には，高血圧出現前に中等度蛋白尿（1〜2.9 g/日）あるいは高度蛋白尿（3 g/日以上）を認め，高血圧は血清クレアチニン値上昇前に出現する[3]．少数例で悪性高血圧を呈するものもある[4]．

　肉眼的血尿は扁桃炎や咽頭炎を主とする上気道感染とともに認めることが多い．IgA 腎症と診断されたものの口蓋扁桃の外見（扁桃陰窩の膿栓や扁桃サイズ）や扁桃に関する所見（再発性扁桃炎の病歴，扁桃炎に伴う肉眼的血尿や扁桃刺激試験の結果）はさまざまである[5]．これらのことから，口蓋扁桃の外見では IgA 腎症を推測することは難しいと考えられている．

2) 尿検査所見

要 約

　大多数の症例が無症候性血尿・蛋白尿で発症し，この検尿異常の発見を契機に腎生検がなされることから，IgA 腎症診断のためには検尿は必須である．現在の一般的な尿検査において，IgA 腎症に特異的な検尿所見はない．「IgA 腎症診療指針第 3 版」[6]では，必発所見として持続的顕微鏡的血尿を，頻発所見として間欠的または持続的蛋白尿を認めるとしている．また，偶発所見として肉眼的血尿を呈する．検尿異常の再現性や持続性の確認のために，尿異常の診断には 3 回以上の検尿を必要とし，そのうち 2 回以上は一般の尿定性試験紙法に加えて尿沈渣の分析も行うこととしている．

1. 持続的顕微鏡的血尿

　持続的顕微鏡的血尿を診断するために，尿潜血陽性例では尿沈渣にて赤血球尿（赤血球 5 個/HPF 以上）であることを少なくとも 2 回以上確認する必要がある[7]．このとき，生理，運動，外傷，性活動などとは関連しないことが重要である．また，採尿直後の新鮮尿を用いることが重要であり，早朝尿との比較も起立性血尿などとの鑑別に有用である．

　尿潜血陽性で尿沈渣にて赤血球増加を認めない場合は，ヘモグロビン尿やミオグロビン尿の可能性がある．IgA 腎症は糸球体性血尿であるため，赤血球形態観察にて形や大きさが不均一で多彩な変形赤血球が 80％以上を占める[8]．また，赤血球円柱など腎炎性円柱の存在も参考となる．糸球体性血尿の所見が明らかではない場合は，泌尿器科的検索が必要である．尿路系の CT や腎膀胱超音波検査による画像検査が有用である．尿路上皮癌のリスクファクターを有する場合や 40 歳以上では尿細胞診や膀胱鏡で検索することが勧められる[9,10]．

　顕微鏡的血尿の存在は，IgA 腎症の発症初期あるいは活動性の高い時期では必発と考えられている[11]．しかし，軽症 IgA 腎症では，ときに自然寛解することが知られており[12]，自然寛解時には血尿および蛋白尿とも陰性となること，また慢性期あるいは治療後に血尿が消失し蛋白尿のみ残存することもある．このため，疾患活動性がないか，発症から長期経過したものでは蛋白尿のみのこともあり得る．

2. 間欠的または持続的蛋白尿

　間欠的または持続的蛋白尿の診断において，随時尿で尿蛋白陽性の場合は，早朝尿との比較により運動の影響を除外できる．すなわち早朝尿で尿蛋白陰性なら起立性や運動性蛋白尿の可能性が高くなる．繰り返す検尿で尿蛋白陽性の場合は，尿蛋白定量を実施する．24 時間蓄尿を用いた全尿検査が望ましいが，実施困難な場合には早朝尿の蛋白/クレアチニン比（g 蛋白/g クレアチニン）をみる．これにより尿の濃縮の程度が補正され，1 日尿蛋白排泄量とよく相関する．通常 1 日 0.15 g 以上の尿蛋白量を蛋白尿陽性とする．

　また，3～10％にネフローゼ症候群を合併すると報告されており[2,13～17]，わが国においても，日本腎生検レジストリー（J-RBR）のデータから数％程度と考えられる．これらの症例は，腎機能低下例に生じることが多く，高度血尿を呈し，組織傷害も高度で，非ネフローゼ群に比して腎予後が悪いことが報告されている[18]．

3. IgA 腎症における肉眼的血尿の特徴

　IgA 腎症でみられる肉眼的血尿は，コーラ様（赤褐色または黒褐色）の尿として認めることが多い．これは，時間経過とともに赤血球内のヘモグロビンが酸化される結果である．稀に，凝血塊を認めることがある．肉眼的血尿では，遠心した上清は通常の尿色となり尿沈渣で赤血球が確認できる．肉眼的血尿では，泌尿器科的疾患との鑑別も必要である[19]．

　肉眼的血尿に伴う非特異的な症状として，倦怠

感，疲労感，筋肉痛や発熱を認める．また，腎被膜の伸展によると考えられる側腹部痛，腰痛，腰背部痛を伴うことがある[20,21]．急性の可逆的な肉眼的血尿は，気道感染のエピソードと密接に関連することが多く，急性糸球体腎炎とは異なり，上気道感染直後に発作的に生じることが特徴的である．また，頻度は低いが，ほかの粘膜系（消化器系や尿路系）の感染，ワクチン接種，肉体的疲労などとの関連も指摘されている．わが国での報告では，肉眼的血尿の割合は，成人で35％未満，小児で60％未満である[22]．

男女とも年齢が進むに従って肉眼的血尿の頻度は減少する．肉眼的血尿は2/3の症例で再発し，しばしば同様の感染あるいは，ときに高度な肉体的疲労後と密接に関連して再発する．

肉眼的血尿時に少数の患者では，血中尿素窒素および血清クレアチニンの増加や高血圧などの急性腎炎症候群様の徴候を示す．ごく少数例で肉眼的血尿に乏尿性急性腎障害が合併するとされ，急性腎障害の機序は，赤血球円柱による尿細管閉塞とヘモグロビンによる腎毒性が原因とされている．

3) 血液生化学検査所見

要 約

血液検査で IgA 腎症に必発所見といえるものはない．頻発所見として半数の患者に血清 IgA 値 315 mg/dL 以上の高値を認める．また，血清 IgA/C3 比高値が鑑別に有用な因子の 1 つとして報告されている．

1. 血清 IgA

成人健常例 418 例，非ネフローゼ症候群の IgA 腎症 195 例，非 IgA 腎症 100 例で血漿蛋白国際標準品に基づいて測定した血清 IgA は，IgA 腎症で有意に高値であり，IgA 腎症全体の中央値が 315 mg/dL と半数以上が血清 IgA 値 315 mg/dL 以上であった[23]．「IgA 腎症診療指針第 3 版」[6]では，血清 IgA 値 315 mg/dL 以上（成人の場合）は頻発所見とされている．

2. 血清 IgA/C3 比

血清補体価，C3，C4 は著明な低下は示さず，上昇している患者も存在する．しかし，IgA 腎症での血清 C4 結合蛋白濃度上昇[24]や C3 fragment が 50～70％の患者で上昇しているとの報告[25]など，何らかの補体経路が活性化されていると推察されている．血漿蛋白国際標準品に基づいた検討で，C3 は正常範囲内ではあるが IgA 腎症以外の腎炎（非 IgA 腎症）に比し有意に低値であること，血清 IgA/C3 比は非 IgA 腎症と IgA 腎症の鑑別に有用であることが示唆された[26]．また，臨床項目として，尿沈渣にて赤血球 5/HPF 以上，持続的蛋白尿 0.3 g/日以上，血清 IgA 値 315 mg/dL 以上，血清 IgA/C3 比 3.01 以上，の 4 項目を IgA 腎症 100 例と非 IgA 腎症 100 例とで比較検討したところ両者の鑑別に有用であること，腎生検をしない場合は，これら臨床項目のうち 3 項目以上があれば IgA 腎症の診断に有用であることが示唆された[26]．腎生検前の IgA 腎症の診断予測の検討を IgA 腎症 364 例とほかの腎疾患 289 例で実施した結果，これら 4 つの臨床項目（顕微鏡的血尿，持続的蛋白尿，血清 IgA 高値，血清 IgA/C3 比高値）が IgA 腎症診断とほかの腎疾患との鑑別に有用であったとの報告もある[27]．

4）腎生検の適応

要 約

　IgA 腎症の確定診断のためには腎生検が必須である．腎生検は，確定診断のみならず，予後予測や治療選択を組織の活動性や重症度に基づいて行うという点からも有意義である．無症候性顕微鏡的血尿や軽微な蛋白尿単独のみの場合は，腎組織により患者管理方針が変更されることは稀であり，腎生検は随意となる．しかし，菲薄基底膜病や Alport 症候群の鑑別に腎生検を考慮することもある．

1. IgA 腎症を疑う場合の腎生検の適応

　顕微鏡的血尿の場合，無症候性蛋白尿が認められなくても，腎生検の適応は患者の性，年齢，社会的背景なども考慮して症例ごとに検討する．均一形態の赤血球は，糸球体以外の尿路からの出血を示唆している．40 歳以降では，尿路系の悪性腫瘍のスクリーニングを実施すべきである[9]．変形赤血球が 75〜80％を認めるか，有棘赤血球 4〜5％以上の場合は，糸球体疾患が強く示唆される．この場合，無症候性であれば，IgA 腎症，遺伝性腎炎（Alport 症候群），菲薄基底膜病のいずれかである場合が多い．顕微鏡的血尿単独の場合，腎生検は確定診断には役立つが，病理学的重症度は低いことが多く，ステロイドなどの積極的治療介入に結びつかない可能性が高いため，腎生検の適応は随意となる．ただし，長期予後の推定，Alport 症候群や菲薄基底膜病との鑑別などを理由に腎生検を考慮することがある．なお，一般に，蛋白尿の増加が腎予後と関連するため，顕微鏡的血尿単独の場合は糸球体疾患を念頭に経過観察し，経過中に蛋白尿が出現した場合は腎生検を実施する．

　尿蛋白量に対する腎生検の考え方として，0.5 g/日以下の蛋白尿で，尿沈渣は軽微な異常のみで腎機能正常の場合は，腎生検適応の一致した考え方はない．尿蛋白単独では起立性蛋白尿を除外する必要がある．IgA 腎症の尿蛋白量と予後の関係では 0.5 g/日以下の蛋白尿では，7 年間で腎不全に進行しなかったが，3 g/日以上では約 60％が末期腎不全に陥ったとの報告がある[28]．一方で，原発性糸球体腎炎を疑う尿所見が存在する場合，成人では尿蛋白 0.5 g/日でも腎不全のリスクになるとされる報告や[29]，蛋白尿が 1 g/日以上では長期予後不良であるとされている報告もある[28,30,31]．なお，近年では，IgA 腎症を疑う症例で尿蛋白を伴う場合は，定性検査で 2＋程度の持続，1 日尿蛋白量が 0.3〜0.5 g 以上（尿蛋白/クレアチニン比でも同様）の場合には腎生検を施行することが望ましいとする考えがあり，蛋白尿が 0.5 g 未満でも腎生検を考慮することがある．

　腎生検の目的には予後の推定もあり，Oxford 分類作成およびバリデーションスタディでは IgA 腎症患者は蛋白尿 0.5 g/日以上が検討対象とされている[32,33]．この報告からは，少なくとも 0.5 g/日以上であればその後の予後はさまざまであり，24 カ月以降の予後の推測の観点からも腎生検にて組織の活動性と重症度を検討する意義があると考えられる．

　通常，有意な持続的血尿および蛋白尿を認める場合や急性腎炎症候群，ネフローゼ症候群，また，肉眼的血尿に伴う急性腎障害後に回復が遅い場合には積極的な腎生検の適応となる[34]．

　萎縮腎での腎生検は，出血合併症の危険性が高く，組織学的評価は困難な場合が多いため，腎生検は避けるべきである．しかし，腎機能障害が高度であっても，腎の萎縮を認めない場合は，診断と治療による腎機能回復を期待して腎生検を考慮する場合もある．

5) 難病申請の適応について

　IgA 腎症は 2015 年 1 月に「指定難病」となり，以下を満たす場合は医療費助成の対象である．

　1. 重症度基準に基づき以下のいずれかを満たす場合

　　A. CKD 重症度分類ヒートマップが赤の部分の場合

　　B. 蛋白尿 0.5 g/gCre 以上の場合

　　C. 腎生検施行例の組織学的重症度Ⅲまたは Ⅳ の場合

　2. 重症度分類等に該当しない軽症者においても，高額な医療を継続することが必要な人は助成の対象となる．具体的には，医療費総額が 33,000 円を超える月が支給認定申請月以前の 12 月以内に 3 回以上ある場合が該当する．

　また，高額な医療が長期的に継続する場合は，一般所得・上位所得について軽減された負担上限額が設定されている．対象は指定難病についての特定医療の月ごとの医療費総額が 5 万円を超える月が，申請日の月以前 12 月で既に 6 回以上ある患者となる（https://www.nanbyou.or.jp/entry/203）．
（https://www.nanbyou.or.jp/entry/5460#taisho）

◆ 引用文献

1. Ponticelli C, et al. Kidney Int 2001；60：1948-54.
2. 堺　秀人, 他. 厚生省特定疾患進行性腎障害調査研究班平成 7 年度研究業績（黒川　清班長）. 1996；1-5.
3. Neelakantappa K, et al. Kidney Int 1988；33：716-21.
4. Perez-Fontan M, et al. Am J Nephrol 1986；6：482-6.
5. Matutani S, et al Acta Otolaryngol Suppl 2004；555：58-61.
6. 厚生労働科学研究費補助金難治性疾患克服研究事業　進行性腎障害に関する調査研究班報告　IgA 腎症分科会　IgA 診療指針―第 3 版―. 2011
7. Cohen RA, et al. N Engl J Med 2003；348：2330-8.
8. Birch DF, et al. Clin Nephrol 1983；20：78-84.
9. Murakami S, et al. J Urol 1990；144：99-101.
10. Grossfeld GD, et al. Am Fam Physician 2001；63：1145-54.
11. Philibert D, et al. Semin Nephrol 2008；28：10-7.
12. Donadio JV, et al. N Engl J Med 2002；347：738-48.
13. Lai KN, et al. Am J Clin Pathol 1986；86：716-23.
14. Sinnassamy P, et al. Am J Kidney Dis 1985；5：267-9.
15. Mustoren J, et al. Clin Nephrol 1983；20：172-6.
16. Fukushi K, et al. Jpn J Nephrol 1988；30：253-8.
17. Kim SM, et al. J Korean Med Sci 2009；24 Suppl：S44-9.
18. Moriyama T, et al. Int Urol Nephrol 2012；44：1177-84.
19. 堀江重郎, ほか. 血尿診断ガイドライン 2013；日腎会誌 2013；55：861-946.
20. Walshe JJ, et al. Am J Med 1984；77：765-7.
21. MacDonald I, et al. Clin Nephrol 1975；3：129-33.
22. Yoshikawa N, et al. Clin Nephrol 1987；28：217-21.
23. Tomino Y, et al. J Clin Lab Anal 2000；14：220-3.
24. Miyazaki R, et al. Clin Nephrol 1984；21：335-40.
25. Wyatt RJ, et al. Kidney Int 1987；31：1019-23.
26. Maeda A, et al. J Clin Lab Anal 2003；17：73-6.
27. Nakayama K, et al. J Clin Lab Anal 2008；22：114-8.
28. Donadio JV, et al. Nephrol Dial Transplant 2002；17：1197-203.
29. Coppo R, et al. J Nephrol 2005；18：503-12.
30. D'Amico G, et al. Q J Med 1986；59：363-78.
31. Reich HN, et al. J Am Soc Nephrol 2007；18：3177-83.
32. Working Group of the International IgA Nephropathy Network and the Renal Pathology Society. Kidney Int 2009；76：534-45.
33. Herzenberg AM, et al. Kidney Int 2011；80：310-7.
34. KDIGO clinical practice guideline for glomerulonephritis. Chapter 10：Immunogloblin A nephropathy. Kindey Int Suppl 2012；2：209-17.

6) 新たなバイオマーカー

要　約

　糖鎖異常 IgA1（Gd-IgA1）や Gd-IgA1 特異的抗体をはじめとするバイオマーカーを利用した臨床研究が国内外で進んでいる．血中および尿中バイオマーカーを用いることで，IgA 腎症の診断，疾患活動性，予後の評価などが検証されている．

　これまで，血清 IgA 値，血清 IgA/C3 比のみが　IgA 腎症を予測するマーカーであったが，近年 Gd-

IgA1 や Gd-IgA1 特異的抗体などのバイオマーカーを利用し国内外で臨床研究が進んでいる. Gd-IgA1 の検出には，GalNAc 特異的レクチンである Helix Aspersa agglutinin（HAA）が用いられてきたが，レクチン精製の不安定性が問題であった. 近年，Gd-IgA1 を認識するモノクローナル抗体が開発され新たな Gd-IgA1 測定系が構築され[1]，ELISA kit が上市されている.

イタリアの研究者らは，Gd-IgA1 が酸化ストレスを誘導し，血中過酸化物とあわせ血中 Gd-IgA1 が腎機能低下のマーカーとして有用であると報告した[2]. 中国からの報告でも，IgA 腎症患者 275 名の血中 Gd-IgA1 値は，蛋白尿，高血圧，eGFR などで補正しても，血中 Gd-IgA1 レベルが腎機能低下と関連することが示唆されている[3]. フランスからは，約 14 年の観察期間で，診断時の Gd-IgA1 特異的 IgG 値が，腎不全の予測リスクになることが報告されている. 診断後 5 年，10 年の経過をみると，Gd-IgA1 特異的 IgG 高値群の survival rate は 76%，56% と低値群の 94%，80% と比較し明らかに低いことが示された[4].

また，扁桃摘出＋ステロイドパルス（扁摘パルス療法）が施行された 50 名の患者群において，治療前と扁摘パルス終了後でバイオマーカーと臨床データを解析し，バイオマーカーの低下と尿所見異常の改善に有意な相関がみられた[5]. 特に，扁摘パルス療法後の血尿の寛解と Gd-IgA1，IgG-IgA 免疫複合体

の減少率はよく相関することが確認され，疾患活動性評価についての有用性が示唆された.

IgA 腎症 135 症例，その他の腎炎 79 例，健常者 106 例で，血中 Gd-IgA1 と Gd-IgA1 特異的抗体を測定し比較検証した結果，バイオマーカーのなかでも Gd-IgA1 特異的 IgG が最も高い感度，特異度で鑑別に有用であった. さらに，尿蛋白量が多い症例でより高値を示す傾向にあった[6]. さらに，IgA 腎症患者では，血中のみならず尿中 Gd-IgA1 も増加していることが示され[7]，臨床応用が期待される.

Gd-IgA1 特異的モノクローナル抗体を用いた組織染色により，Gd-IgA1 が IgA 腎症特異的に腎臓に沈着することが示唆されているが[8]，今後，血中および尿中バイオマーカーの安定した測定系が確立され，IgA 腎症の診断，疾患活動性，予後の評価などにおける有用性の検証がなされ，1 日も早い臨床応用が期待される.

◆ 引用文献

1. Yasutake J, et al. Nephrol Dial Transplant 2015；30：1315-21.
2. Camilla R, et al. Clin J Am Soc Nephrol 2011；6：1903-11.
3. Zhao N, et al. Kidney Int 2012；82：790-6.
4. Berthoux F, et al. J Am Soc Nephrol 2012；23：1579-87.
5. Suzuki Y, et al. Clin Exp Nephrol 2014；18：770-7.
6. Yanagawa H, et al. PLoS One 2014；23：e98081.
7. Suzuki H, et al. Dis Markers 2016；7806438.
8. Suzuki H, et al. Kidney Int 2018；93：700-5.

Ⅱ

1 IgA 腎症を疑う所見

2 病理所見

要 約

　IgA 腎症は蛍光抗体法または免疫組織化学的に糸球体への IgA の優位な沈着がみられる腎炎と定義されており，腎生検によってのみ診断される．病理学的特徴は病変が多彩であることである．腎生検病理所見は IgA 腎症の診断のみならず，予後や治療反応性を予測するうえで重要な指標である．

1）光学顕微鏡所見

　光学顕微鏡所見で IgA 腎症に特異的所見はない．メサンギウム細胞増多が代表的病変であるがそのほかにも多彩な病変がみられる．病変の評価に際しては，その定義が重要である．後述する Oxford 分類で多彩な病変の定義が明確に示された(**表1**)[1]．以下に IgA 腎症にみられる主な病変を Oxford 分類の定義に従って概説する．

①メサンギウム細胞増多(mesangial hypercellu-larity)（図1a)

　メサンギウム細胞増多の程度は，最も細胞の数の多いメサンギウム領域の細胞の数によって以下のように分類される(ただし血管極に隣接するメサンギウム領域では評価しない)．

軽度(mild)：1つのメサンギウム領域に4〜5個のメサンギウム細胞が見られる．

中等度(moderate)：1つのメサンギウム領域に6〜7個のメサンギウム細胞が見られる．

高度(severe)：1つのメサンギウム領域に8個以上のメサンギウム細胞が見られる．

　図1の糸球体は軽度のメサンギウム細胞増多を示している．

②メサンギウム基質増加(increased mesangial matrix)（図1a)

　メサンギウム細胞外基質の増加で，少なくとも2つの分葉において，基質の幅がメサンギウム細胞の核2個分を超えるものと定義される．**図1**の糸球体にはメサンギウム基質の増加もみられる．

③メサンギウムへの沈着物(mesangial deposits)（図1b)

　Oxford 分類の定義としては取り上げられていないが，IgA 腎症に特徴的な病変である．沈着物は傍メサンギウム領域に PAS 染色陽性で，PAM 染色にて銀に染色されない無構造物質として確認できる．沈着の程度は症例によってさまざまである．しばしば半球状沈着(hemispherical deposit)を呈する．

④管内細胞増多(endocapillary hypercellularity)（図1c)

　糸球体毛細血管係蹄の管腔内の細胞数の増加による細胞増多で，管腔の狭小化を伴う病変である．主としてマクロファージ浸潤によるものであるが，好中球浸潤がみられることもある．

⑤係蹄壊死(tuft necrosis)（図1d)

　フィブリンの析出や核崩壊を伴った糸球体基底膜の断裂で，これらの3つの病変のうち2つ以上を認める場合をいう(フィブリンの管外への滲出は最低限必要)．

⑥管外病変(extracapillary lesions)

　以下のように分類される．

表1　病変の定義（IgA 腎症 Oxford 分類）

◆糸球体病変
- ・びまん性（diffuse）：50％以上の糸球体に病変が分布．
- ・巣状（focal）：50％未満の糸球体に病変が分布．
- ・全節性（global）：糸球体係蹄の 50％以上の病変（全節性硬化の定義に関しては下記参照）
- ・分節性（segmental）：糸球体係蹄の 50％に満たない病変（少なくとも糸球体毛細血管係蹄の半分が保持されている）．
　　　　　　　　　　（分節性硬化の定義に関しては下記参照）
- ・管内細胞増多（endocapillary hypercellularity）：糸球体毛細血管係蹄の管腔内の細胞数の増加で，管腔の狭小化を伴う．
- ・核崩壊（karyorrhexis）：アポトーシスや濃縮，断片化した核が存在．
- ・壊死（necrosis）：フィブリンの滲出や核崩壊を伴った糸球体基底膜の断裂．壊死の定義は，少なくともこれらの 3 つのうち 2 つの病
　　　　　　　変の存在が必要（フィブリンの管外への滲出は最低限必要）．
- ・糸球体基底膜二重化（GBM duplication）：糸球体基底膜が二重の輪郭を示す．管内細胞増多を伴っていてもいなくてもよい．
- ・メサンギウム基質増加（increased mesangial matrix）：メサンギウムの細胞外基質の増加で，少なくとも 2 つの分葉において基質
　　　　　　　　　　　　　　　　　　　　　の幅がメサンギウム細胞の核 2 個分を越える．
- ・硬化（sclerosis）：細胞外基質の増加により毛細血管腔が閉塞した病変．硝子化や泡沫化を伴っていてもいなくてもよい．
- ・癒着（adhesion）：糸球体毛細血管係蹄とボウマン嚢の間の連続した領域．管外病変や分節性硬化とは区別する．
- ・分節性硬化（segmental sclerosis）：すべての係蹄に及ばない糸球体係蹄の硬化．
- ・全節性硬化（global sclerosis）：糸球体のすべての係蹄が硬化．
- ・虚脱/虚血糸球体（collapsed/ischemic glomerulus）：毛細血管係蹄の虚脱を示す糸球体．ボウマン嚢壁の肥厚やボウマン嚢腔の線
　　　　　　　　　　　　　　　　　　　　　維化を伴う場合がある．
- ・管外病変（extracapillary lesions）：以下のように分類される．
  - ・管外性細胞増殖または細胞性半月体（extracapillary cellular proliferation or cellular crescent）
    ：3 層以上の管外性細胞増殖があり，その成分として細胞が 50％を超える病変．
    さらに病変が糸球体周囲に占める割合により分けられる；＜10％，10〜25％，26〜50％，＞50％．
  - ・管外性線維細胞増殖または線維細胞性半月体（extracapillary fibrocellular proliferation or fibrocellular crescent）
    ：細胞が 50％未満で細胞外基質が 90％未満の組合せからなる管外病変．
    さらに病変が糸球体周囲に占める割合により分けられる；＜10％，10〜25％，26〜50％，＞50％．
  - ・管外性線維化または線維性半月体（extracapillary fibrosis or fibrous crescent）
    ：90％以上の細胞外基質からなるボウマン嚢円周の 10％を超える病変．
    さらに病変が糸球体円周に占める割合により分けられる；10〜25％，26〜50％，＞50％．
    虚血性荒廃糸球体は除く．
  - ＊半月体はボウマン嚢円周の 10％を超える管外病変．
- ・メサンギウム細胞増多（mesangial hypercellularity）
  ：1 つのメサンギウム領域のメサンギウム細胞の数により以下のように分類する．
  - ・正常（normal）　　；3 個以下．
  - ・軽度（mild）　　　；4〜5 個．
  - ・中等度（moderate）；6〜7 個．
  - ・高度（severe）　　；8 個以上．
  - 注意：最も細胞数の多いメサンギウム領域で評価し，おのおのの糸球体についてスコア化する．血管極に隣接するメサンギウム領域
  　　　では評価しない．メサンギウム領域はメサンギウム細胞の核 2 個分未満の幅より狭くなった部分で境界される（すなわち集族
  　　　した細胞を数えるのであり，一列に並んだ細胞は数えない）．

◆尿細管・間質病変
- ・尿細管萎縮（tubular atrophy）
  ：尿細管基底膜の肥厚とともに尿細管の直径が減少した病変．
  傷害尿細管が皮質に占める％で評価．1-5％は 5％，それ以上は 10％刻みで表記する．
- ・間質線維化（interstitial fibrosis）
  ：皮質の間質において，細胞外基質が増加した病変．
  病変の皮質に占める％にて評価．1-5％は 5％，それ以上は 10％刻みで表記する．
- ・間質炎症（interstitial inflammation）
  ：皮質の間質における炎症細胞浸潤．
  病変の皮質に占める％にて評価．1-5％は 5％，それ以上は 10％刻みで表記する．
  炎症が間質の線維化領域に限局しているかどうかを記載する．
- ・赤血球の充満
  ：尿細管管腔内が赤血球により完全に充満された病変．
  円柱を伴うことも伴わないこともある．20％以上の尿細管に認められる場合に記載する．
- ・急性尿細管傷害（acute tubular injury）
  ：基底膜の肥厚を伴わない近位尿細管上皮の扁平化．

◆血管病変：動脈病変（arterial lesion）は最も高度の病変にて評価する．小葉間動脈と弓状動脈と分けて評価する．
　　　　　　小葉間動脈は皮質内，弓状動脈は皮髄境界に位置する動脈をいう．
- ・内膜肥厚（intimal thickening）：内膜の厚さを中膜の厚さと比較し，内膜肥厚なし，内膜肥厚あり（中膜厚より薄い），内膜肥厚あり
　　　　　　　　　　　　　　　（中膜厚を越える）の 3 段階にて評価．
- ・細動脈硝子化（arteriolar hyaline）：硝子化を示す細動脈の割合を 0，1〜25％，26〜50％，＞50％の 4 段階にて評価．

（文献 1）より引用，改変）

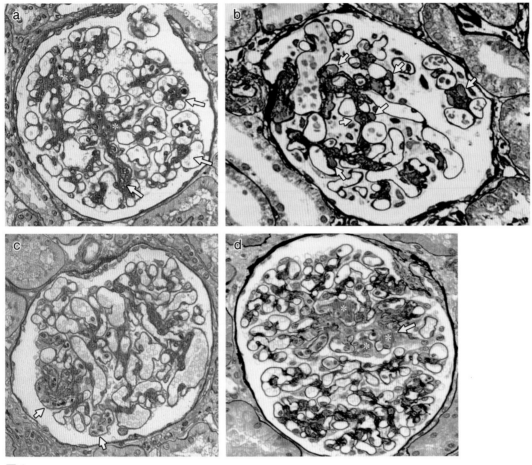

図1
a．メサンギウム細胞増多とメサンギウム基質増加(参考資料 a より引用)
この糸球体は，メサンギウム細胞が 4 個あるメサンギウム領域が 3 カ所ある.
よってメサンギウム細胞増多の程度は軽度である.
また，核の 2 個以上の面積を有するメサンギウム基質部分（＊）が 2 カ所あるため，メサンギウム基質の増加もみられると判定する.
b．メサンギウムへの沈着物(参考資料 a より引用)
この糸球体には傍メサンギウム領域の糸球体基底膜直下に多数の半球状沈着物を認める(↑).
c．管内細胞増多を示す糸球体(参考資料 b より引用)
糸球体毛細血管係蹄の管腔内の細胞数が増加し，管腔が狭小化している(↑).
d．係蹄壊死(参考資料 a より引用)
この糸球体では毛細血管基底膜が断裂し(↑)，フィブリンの析出（＊）がみられる.

ⅰ）管外性細胞増殖または細胞性半月体（extracap-illary cellular proliferation or cellular crescent）（**図 1e**）

　3 層以上の管外性細胞増殖で細胞成分が 50％を超える病変.

　病変が糸球体円周に占める％により＜10％，10～25％，26～50％，＞50％に分けられる.

ⅱ）管外性線維細胞増殖または線維細胞性半月体（extracapillary fibrocellular proliferation or fibro-cellular crescent）（**図 1f**）

　細胞が 50％未満で細胞外基質が 90％未満の管外性病変.

　病変が糸球体円周に占める％により＜10％，10～25％，26～50％，＞50％に分けられる.

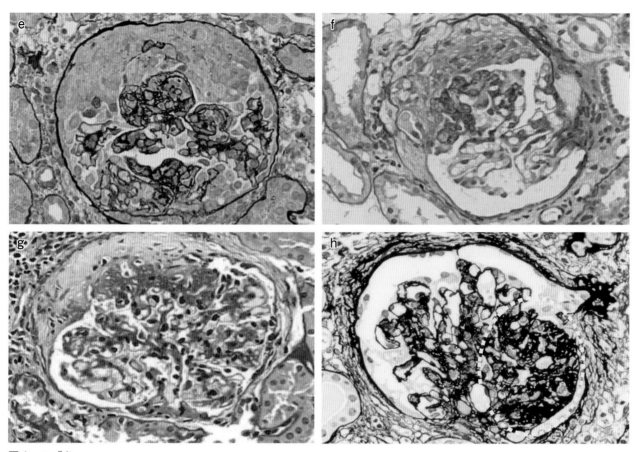

図1　つづき
e．細胞性半月体（参考資料aより引用）
この糸球体では半月体のほとんどが細胞成分で占められている．
f．線維細胞性半月体（参考資料aより引用）
この糸球体の半月体は細胞成分10%以上50%未満で，細胞外基質は90%未満である．
g．線維性半月体（参考資料aより引用）
この糸球体の半月体は細胞成分10%未満で，細胞外基質が90%以上を占めている．
h．分節性硬化（参考資料aより引用）
点線で囲まれた部分に硬化がみられ，硬化はすべての係蹄には及んでいない．

iii）管外性線維増殖または線維性半月体（extracapillary fibrosis proliferation or fibrous crescent）**（図1g）**

　ボウマン囊周囲の10%を超え，細胞外基質が90%以上の管外性病変．

　病変が糸球体円周に占める%により10〜25%，26〜50%，>50%に分けられる．

　注）半月体はボウマン囊円周の10%を超える管外性病変を指す，と定義されている．しかし実際には管外性病変と半月体は厳密に区別されているわけではない．

⑦分節性硬化（segmental sclerosis）（図1h）

　細胞外基質の増加により毛細血管管腔が閉塞した病変を硬化といい，硬化がすべての係蹄に及んでいない場合を分節性硬化という．

　以上，IgA腎症にみられる多彩な病変について概説したが，各病変の混在の仕方やその程度は症例によって異なる．このため，予後や治療反応性を評価する上では重症度分類が重要となる．主な組織学的重症度分類は国際的にはOxford分類[1,2]，わが国からはIgA腎症診療指針の組織学的重症度分類が提唱されている[3]．分類の詳細については他項を参照されたい．

2）免疫染色所見

　IgA腎症の定義は蛍光抗体法または免疫組織化学

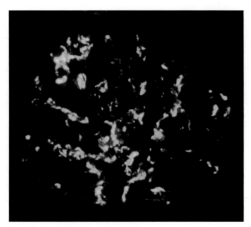

図 2　蛍光抗体法 IgA 沈着
主にメサンギウムに IgA が高度に沈着している.

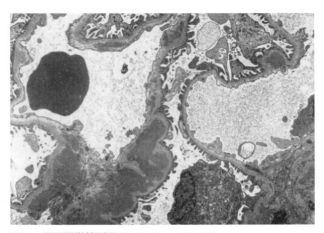

図 3　電子顕微鏡所見(参考資料 a より引用)
メサンギウム領域に電子密度の高い沈着物(electron dense deposit)が確認される.

的に"糸球体への IgA の優位な沈着がみられる腎炎"となっており,免疫染色に基づいて定義されている点がユニークである.すなわち IgA 腎症の診断には免疫染色が必須である.

　IgA の糸球体への沈着部位は主にメサンギウムである(**図 2**).IgG や IgM の沈着がみられる場合もあるが,その場合は IgA の沈着より程度は弱い(IgM の硬化部位への強い沈着を除く).C3 が染色されることもある.C1q の沈着がみられる場合はループス腎炎が強く疑われる.

3) 電子顕微鏡所見

　メサンギウム領域に電子密度の高い沈着物(electron dense deposit)が確認される(**図 3**).また,係蹄上皮下に不規則に沈着物を認める場合や,内皮下沈着物がみられることもある.

◆ **参考資料**

a. 厚生労働省科学研究費補助金難治性疾患克服研究事業:進行性腎障害に関する調査研究班報告　IgA 腎症分科会　IgA 診療指針―第 3 版―補追　IgA 腎症組織アトラス.日腎会誌 2011;53:655-66.
b. 片渕律子.IgA 腎症診断 NAVI,メジカルビュー社,2013.

◆ **参考文献**

1. Working Group of the International IgA Nephropathy Network and the Renal Pathology Society, The Oxford classification of IgA nephropathy: pathology definitions, correlations, and reproducibility. Kidney Int 2009;76:546-56.
2. Working Group of the International IgA Nephropathy Network and the Renal Pathology Society, The Oxford classification of IgA nephropathy: rationale, clinicopathological correlations, and classification. Kidney Int 2009;76:534-45.
3. 厚生労働省科学研究費補助金難治性疾患克服研究事業:進行性腎障害に関する調査研究班報告　IgA 腎症分科会　IgA 診療指針―第 3 版―.日腎会誌 2011;53:123-35.

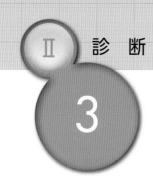

3 診断および鑑別診断

要　約

　臨床所見から IgA 腎症の診断を推定する試みが報告されているが，IgA 腎症は腎生検によってのみ診断される．その定義は免疫組織化学的に糸球体への IgA の優位な沈着がみられる腎炎である．本症と類似の腎生検組織所見を示し得る IgA 血管炎，肝硬変症，ループス腎炎，関節リウマチに伴う腎炎などとは，各疾患に特有の全身症状の有無や検査所見によって鑑別を行う．

1）IgA 腎症の診断

　IgA 腎症は腎生検によってのみ診断される．その定義は免疫組織化学的に糸球体への IgA の優位な沈着がみられる腎炎である．IgA の糸球体への沈着部位は主にメサンギウム領域で，係蹄への沈着はある場合とない場合がある．IgG や IgM の沈着がみられる場合もあるが，その場合は IgA の沈着より程度は弱い（IgM の硬化部位への強い沈着を除く）．C3 が沈着することもある．C1q の沈着がみられる場合はループス腎炎が強く疑われるため，臨床所見や検査所見などからループス腎炎を除外する必要がある．

　IgA 腎症の診断は前述のごとく，腎生検によってのみなされるが，「IgA 腎症診療指針第 3 版」では検尿で必発所見としての持続的顕微鏡的血尿，頻発所見としての間欠的または持続的蛋白尿，ならびに血液検査の頻発所見として血清 IgA 値 315 mg/dL 以上（成人の場合）が認められれば，IgA 腎症の可能性が高い，としている．本症と類似の腎生検組織所見を示し得る IgA 血管炎，肝硬変症，ループス腎炎，関節リウマチに伴う腎炎などとは，各疾患に特有の全身症状の有無や検査所見によって鑑別を行う．

2）IgA 腎症の特殊型（atypical forms of IgA nephropathy）

　メサンギウムへの IgA 沈着を伴った微小変化型ネフローゼ症候群（MCNS with mesangial IgA deposits），肉眼的血尿に伴う急性腎障害（AKI associated with macroscopic hematuria），について，IgA 腎症の特殊型として述べる．

1. メサンギウムへの IgA 沈着を伴った微小変化型ネフローゼ症候群(MCNS with mesangial IgA deposits)

要 約

　臨床的に微小変化型ネフローゼ症候群に酷似し，光学顕微鏡的には微小変化であるが，免疫染色で糸球体への IgA の沈着が優位にみられる症例が報告されている．このような症例は多くの場合ステロイドが奏効し，また再発もみられることから，微小変化型ネフローゼ症候群と IgA 腎症との偶発的合併と考えられている．IgA 腎症におけるネフローゼ症候群の合併率は，報告により 3～10% と多少のばらつきはあるが，日本腎生検レジストリー(J-RBR)のデータからも概ね数%程度と考えられる．

　IgA 腎症では，まれに，臨床的に微小変化型ネフローゼ症候群に酷似し，腎生検では光学顕微鏡所見で微小変化か軽度のメサンギウム細胞増多あるいは基質増加，電子顕微鏡所見でびまん性の足突起の消失がみられ，免疫染色で糸球体に IgA の沈着が優位にみられる症例が報告されている[1~3]．

　Mustonen らは IgA 腎症でネフローゼ症候群を呈する症例のなかに組織障害が軽度で，ステロイドに反応する症例が存在することを初めて原著で報告した[1]．IgA 腎症 170 例中，ネフローゼ症候群を呈した症例は 8 例(5%)で，うち 3 例(全体の 1.8%，ネフローゼの 38%)は組織障害が軽く(微小変化 1 例，軽度メサンギウム拡大 2 例)，正常血圧，正常腎機能で，ステロイドによく反応した．残る 5 例は，光顕では中等度から高度のメサンギウム細胞増多や基質の増加，分節性硬化などがみられ，高血圧，腎機能低下(5 例中 4 例)を呈していた．うち 3 例にはステロイド療法が行われたが無効であった．以上より，彼らは IgA 腎症におけるネフローゼ症候群には 2 つのグループがあり，組織学的に微小変化を呈している場合はステロイドを使用すべきであると述べている．

　IgA 沈着を伴うステロイド反応性ネフローゼ症候群については日本からも報告されている[2]．IgA 腎症 164 例中，ネフローゼ症候群 17 例(10.4%)，うち 8 例(ネフローゼ症候群の 47%，IgA 腎症全体の 4.9%)は組織障害が軽度であり，IgA 沈着が優位，ステロイドによく反応，頻回再発型が多いなど，ほかの報告と全く同様の臨床病理学的特徴を有していた．

　Kim らはステロイドにより完全寛解した IgA 腎症 12 例の臨床病理学的特徴について報告した[3]．IgA 腎症 581 例中，ネフローゼ症候群を呈したのは 48 例(8.3%)で，うち 25 例にステロイド治療が行われ 12 例が完全寛解に至った(ネフローゼ症候群を呈した IgA 腎症の 25%，IgA 腎症全体の 2.1%)．ステロイド反応性を呈した 12 例の特徴は，急激な全身の浮腫による発症，高度の蛋白尿，高度の低アルブミン血症，組織障害が軽度であること，であった．12 例中 11 例には血尿(2 例には肉眼的血尿のエピソードあり)がみられた．著者らはこれらの症例は微小変化型ネフローゼ症候群と IgA 腎症の両方の特徴を併せもつため，両者の合併であると述べている．

2. 肉眼的血尿を伴う急性腎障害(AKI associated with macroscopic hematuria)

要 約

　粘膜感染症に伴う肉眼的血尿は典型的な IgA 腎症の特徴であり，多くの場合 2〜3 日で消失し腎機能障害は起こさないが，まれに肉眼的血尿が遷延し，AKI を起こすことがある．その頻度は IgA 腎症の 5%未満と報告されている．組織学的には，半月体，赤血球円柱による尿細管の閉塞，尿細管上皮細胞傷害が高頻度にみられる．半月体が糸球体に占める割合だけで AKI は説明できず，赤血球円柱とこれによる尿細管上皮細胞傷害が AKI の主因であると推測している報告がある．多くの場合，腎機能障害は完全に回復するが，長期観察では 25%の症例で腎機能が回復しなかったという報告もある．その要因として肉眼的血尿の持続期間 10 日以上などが挙げられている．

　粘膜感染症(多くの場合，上気道炎)に伴う肉眼的血尿は，まれに遷延して AKI を起こすことがあり，KDIGO のガイドラインでは IgA 腎症の特殊型として取り上げられている．IgA 腎症における肉眼的血尿の頻度は 40〜50%[4]で，このうち AKI を示す頻度は 2%未満〜55%と報告によってかなりの幅がある[5,6]．また IgA 腎症全例における，肉眼的血尿を伴う AKI の頻度は 5%未満と報告されており[7]，肉眼的血尿の消失とともに腎機能は自然に回復するとされている[5,7]．

　IgA 腎症における肉眼的血尿のエピソード中に腎生検を行うと，高率に半月体がみられることが報告されている[4]．肉眼的血尿に伴う AKI をきたした症例では AKI に至らなかった症例に比べ，半月体，赤血球円柱による尿細管の閉塞，尿細管上皮細胞傷害の頻度が高いという共通した結果が得られている[5,6]．AKI をきたした症例においても，半月体が糸球体に占める割合は 50%未満であり，半月体だけで AKI は説明できず，AKI の機序として，赤血球円柱とこれによる尿細管上皮細胞傷害が主因であると推測されている[5,6]．赤血球円柱の原因は係蹄壊死による糸球体出血であり，係蹄壊死は一方では半月体形成の原因となる．糸球体出血による尿細管傷害の機序としては，赤血球円柱による尿細管の閉塞，ヘモグロビンまたは破壊赤血球から尿細管腔へ放出された物質の尿細管上皮細胞への直接毒性などが推測されている[6〜8]．

　肉眼的血尿を伴う AKI の長期観察では 25%の症例で腎機能が回復しなかったという報告もある[8]．この論文では，腎機能低下が baseline に戻らない要因として，肉眼的血尿の持続期間が 10 日以上，50 歳より高齢，baseline の GFR が低値，以前に肉眼的血尿のエピソードがないこと，尿細管壊死が重症であること，が挙げられている[8]．

3) IgA 腎症と鑑別を要する疾患

1. 顕微鏡的血尿単独例の鑑別

　顕微鏡的血尿のみ呈する場合は，糸球体性であれば通常経過観察される．このなかには IgA 腎症の初期，菲薄基底膜病や Alport 症候群などが鑑別にあがる．IgA 腎症や Alport 症候群では蛋白尿を伴うようになることが多いが，経過観察のうえでの臨床的特徴や鑑別点を記載する．

A. 菲薄基底膜病

　菲薄基底膜病は，一般に無症候性血尿を呈し，電子顕微鏡にてびまん性に糸球体基底膜の菲薄化を証明し診断する．典型的には，男女とも同等に思春期か若年成人期に顕微鏡的血尿を認める．IgA 腎症とは異なり，肉眼的血尿は一般的ではない[9]．しばしば家族性の血尿を認める[10]．早期 IgA 腎症と菲薄基底膜病はともに小児期に顕微鏡的血尿のみを認めることがあり，臨床的に鑑別することは難しい．一方で，顕微鏡的血尿の家族歴や，腎生検で診断された菲薄基底膜病の家族歴を有する場合に，菲薄基底膜病と診断される特異度は 99%以上であり，腎生検は

表 1　IgA の糸球体沈着を伴う疾患

IgA 腎症
IgA 血管炎
肝疾患：アルコール性，原発性胆汁性（あるいは潜在性）肝硬変，B 型肝炎（地方病性），慢性住血吸虫症
消化器疾患：セリアック病，慢性潰瘍性大腸炎，クローン病
皮膚疾患：疱疹状皮膚炎，乾癬
気管支・肺疾患：サルコイドーシス，特発性肺ヘモジデローシス，嚢胞性線維症，閉塞性細気管支炎
悪性新生物：肺癌，喉頭癌，膵臓癌，菌状息肉腫
感染：ヒト免疫不全ウイルス，癩
そのほかの全身性あるいは免疫学的疾患：全身性エリテマトーデス，関節リウマチ，クリオグロブリン血症，乾癬性関節炎，強直性脊椎炎，シェーグレン症候群，ベーチェット病，ライター病，家族性免疫性血小板減少症，自己免疫性（単クローン IgA 性）グッドパスチャー症候群
IgA 腎症との偶発疾患：微小変化型ネフローゼ症候群，抗好中球細胞質抗体関連血管炎，糖尿病性腎症，膜性腎症，多発血管炎肉芽腫症

（文献 5）より引用，一部改変）

必要ないとも報告されている[11]．一般に予後良好であり，経過観察するが，予後不良例も存在することから，生涯にわたる検尿および腎機能検査が勧められる．

B. Alport 症候群

Alport 症候群は，IV 型コラーゲン α 鎖異常による疾患である．持続性の顕微鏡的血尿のみを認める場合に鑑別にあがる．最も頻度の高い遺伝形式である X 染色体連鎖優性遺伝が家族歴からわかることがあるが，ほかの遺伝形式の報告もある．感音性難聴や特徴的眼病変（前円錐水晶体，後嚢下白内障，後部多形性角膜変性症，斑点網膜など）を多くの例で伴う．次第に尿蛋白・血尿が著明となり，進行性に腎機能障害を呈する．X 染色体連鎖型男性患者および常染色体劣性患者では大半が 30 歳頃までに末期腎不全に至り，X 染色体連鎖型女性患者および常染色体優性患者では大半が 70 歳頃までに末期腎不全に進行すると報告されている[12]．

Alport 症候群は，主項目として持続的血尿を認め，さらに副項目（①IV 型コラーゲン遺伝子異常，②IV 型コラーゲン免疫組織学的異常，③糸球体基底膜特異的電顕所見）が 1 つ以上，あるいは参考項目（①腎炎・腎不全の家族歴，②両側感音性難聴，③特徴的眼病変，④びまん性平滑筋腫症）が 2 つ以上を満たす場合に診断することができる．糸球体の電顕所見は特徴的であり，糸球体基底膜の広範な不規則な肥厚と緻密層の網目状変化が認められれば本症候群と診断できる．また腎・および皮膚組織の免疫蛍光抗体法による IV 型コラーゲン α5 鎖発現異常の確認により本症候群の診断が可能である[12]．

2. IgA 腎症類似糸球体病変を呈する疾患との鑑別

腎生検組織診断上 IgA 腎症と鑑別が困難で，臨床的鑑別を行う必要のあるものとして，IgA 血管炎，肝硬変に伴うもの，ループス腎炎，関節リウマチなどが挙げられる．そのほか，メサンギウム領域に IgA 沈着を認める病態が多数報告されている[13]（表 1）．また，移植腎においても IgA 沈着を認めることがある．これらは通常，腎生検時に各疾患特有の臨床症状や所見，検査結果により明らかになっていることが多く，鑑別が可能であるが明確にならないこともある．

A. IgA 血管炎

IgA 血管炎は，10 歳前後をピークとする小血管の免疫グロブリン（IgA）沈着型血管炎で，紫斑（100%），腹痛，関節炎と糸球体腎炎などを伴う[14]．紫斑の皮膚生検では，白血球破砕性血管炎を呈する．腎疾患の組織像は IgA 腎症との鑑別は困難である．下肢から殿部を中心に若干膨隆して触知可能な紫斑が出現することが特徴的であり，IgA 腎症との鑑別点となる．大部分は紫斑出現後 4 週以内に血尿のみから高度蛋白尿までの検尿異常が出現する．

B. 肝疾患に伴う糸球体病変

肝硬変に伴う糸球体病変は，通常，軽微な顕微鏡的血尿，蛋白尿を呈しメサンギウム領域の IgA 沈着と他の免疫グロブリンや補体の軽度沈着を伴うこと

が多い．特にアルコール性肝硬変と門脈圧亢進に対する脾腎シャント設置後の非肝硬変門脈線維症が最も一般的だが，ウイルスや原因不明の慢性肝炎などでも発症する．肉眼的血尿を認めることもあるが，頻度は IgA 腎症に比して少ない．肝硬変のみで血清 IgA が高値となるが，腎疾患を伴う症例では多量体を主とした血清 IgA 高値を認める．

C. 関節リウマチ

関節リウマチに伴う腎疾患は多彩であるが，メサンギウム増殖性腎炎が関節リウマチ固有の腎病変の1つと考えられている．約50％で IgA のメサンギウムへの沈着を伴う．血尿を認め，腎不全への進行は少ない．

D. ループス腎炎

メサンギウム増殖性ループス腎炎（class Ⅱ）では，IgA 腎症類似の糸球体病変を呈することがある．基本的には，全身性エリテマトーデスの診断により鑑別する．

◆ 引用文献

1. Mustonen J, et al. Clin Nephrol 1983；20：172-6.
2. Fukushi K, et al. Jpn J Nephrol 1988；30：253-8.
3. Kim SM, et al. J Korean Med Sci 2009；24 Suppl：S44-9.
4. Bennett WM, et al. Kidney Int 1983；23：393-400.
5. Praga M, et al. Kidney Int 1985；28：69-74.
6. Delclaux C, et al. Nephrol Dial Transplant 1993；8：195-9.
7. Kveder R, et al. Ther Apher Dial 2009；13：273-7.
8. Gutiérrez E, et al. Clin J Am Soc Nephrol 2007；2：51-7.
9. Dische FE, et al. Am J Nephrol 1985；5：103-9.
10. Aarons I, et al. Clin Nephrol 1989；32：151-8.
11. Packham DK. Nephrology（Carlton）2007；12：481-6.
12. アルポート症候群　診療ガイドライン 2017　日本小児腎臓病学会.
13. Donadio JV, et al. N Engl J Med 2002；347：738-48.
14. Saulsbury FT. Medicine（Baltimore）1999；78：395-409.

1　疫 学

1) 発症率，有病患者数，自然経過

要 約

わが国における腎生検症例の約1/3がIgA腎症と診断され，IgA腎症の発症率は10万人当たり3.9〜4.5人/年と推定されている．成人期発症IgA腎症の10年腎生存率は80〜85%，小児期発症例の10年腎生存率は90%以上と考えられている．

1. 発症率，有病患者数

IgA腎症の発症率，有病率は地域によって異なる．これは国や地域における，一般市民に対する健康管理ストラテジーや，腎生検の適応に対する考え方，疾患感受性遺伝子多型をはじめとした遺伝学的バックグラウンドなどに影響を受けるためと考えられる．

2011年に行われた全国疫学アンケート調査[1]を基に，わが国における2010年度のIgA腎症の発症率は10万人当たり3.9〜4.5人/年と推定された．また1983〜1999年の米子市の小中学校の健診データを中心に解析して得られた値は10万人当たり4.5人/年であった[2]．各国から報告された40研究をまとめたシステマティックレビューでは，成人における本疾患の発症率は10万人当たり2.5人/年と報告されている[3]．

2007年より開始されたわが国の腎生検レジストリー（J-RBR）には2012年までの5年間で5,679例のIgA腎症が登録されている[4]．1995年に厚生省進行性腎障害調査研究班が行った全国疫学調査では，腎生検にて確定診断がついた時点の年齢は10歳代と40歳代前半の2つのピークを認めていた[5]．一方，J-RBRにおいては，30〜39歳にピークがあるもの

の，10代から50代までまんべんなく分布していることがうかがえる（**図1**）．また，これらのデータでは発症率，有病患者数における性差は認めなかった．欧米の総説には，IgA腎症はどの世代にも発症し得るが20〜30歳代において発症のピークを認め，男性に多く発症すると記載されている[6]．

2. 自然経過

D'AmicoはIgA腎症の自然経過に関するシステマティックレビューを2004年に報告している[7]．成人期発症IgA腎症に関しては21編の論文が抽出され，多くの研究で10年間の腎生存率は81〜87%の間に収まっている．北米から報告された4つの研究は他の研究と比較して予後が不良であった（10年腎生存率57〜78%）．これは，追跡開始時点ですでに腎機能が低下している症例や，高血圧を合併している症例，尿蛋白の量が多い症例が多く含まれており，比較的重篤な症例を対象としていることが，予後不良となった原因ではないかと推測されている．

小児については10編の論文が検討されており，うち3編は成人期発症例を対照群として小児期発症例の予後を比較している．例えばKusumotoらは98例の小児期発症例と86例の成人期発症例をそれぞれ12±6年間，10±5年間追跡し，対象患者の半数以上

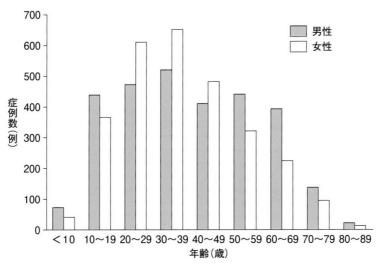

図1　J-RBR 2007-2012 に登録されている IgA 腎症の年齢分布(n＝5,679)

は降圧薬治療が行われていること，10 年腎生存率は成人期発症例が 80％，15 歳以下の症例は 95％であり，小児期発症例で有意に予後が良好であることなどを報告している[8]．これらの一次論文から，小児期発症例は蛋白尿の程度が軽く，高血圧や腎機能低下例の割合が少ないことや，病理像における慢性病変の程度が軽いなどの傾向が指摘されている．

◆ 引用文献

1. 渡辺　毅，他．厚生労働省科学研究費補助金(難治性疾患克服研究事業)分担研究報告書　疫学・疾患登録分科会「全国疫学アンケート調査と DPC データベースの対象疾患患者数調査への応用」
2. Utsunomiya Y, et al. Pediatr Nephrol 2003；18：511-5.
3. McGrogan A, et al. Nephrol Dial Transplant 2011；26：414-30.
4. Komatsu H, et al. Clin Exp Nephrol 2016；20：552-60.
5. 遠藤正之．日腎会誌 2008；50(4)：442-7.
6. Donadio JV, et al. N Engl J Med 2002；347：738-48.
7. D'Amico G. Semin Nephrol 2004；24：179-96.
8. Kusumoto Y, et al. Clin Nephrol 1987；28：118-24.

2 予後

1) 重症度分類と予後評価の考え方

要約

　現在まで数多くの IgA 腎症の重症度分類が報告されている．2009 年に組織学的分類である Oxford 分類が報告され，2019 年に国際共同研究によって構築された予後予測モデルを取り入れた International IgAN Prediction tool が公開された．わが国においては 2011 年に「IgA 腎症診療指針第 3 版」が刊行され，臨床的重症度分類，組織学的重症度分類，これらを組み合わせたリスク表が提案されている．多くの研究で予後不良を予測する因子として組織学的障害度，初診時または診断時の高度蛋白尿，高血圧，血清クレアチニン値の上昇が報告されているが，IgA 腎症の「臨床経過における病態のステジ」と「疾患活動性」を厳密に区別した研究はほとんどなく，特に「疾患活動性」に関する報告は数少ない．多様な臨床経過・予後をとることは IgA 腎症の特徴でもあり，予後予測因子の解釈においてはどのような症例が含まれた研究から導き出されたのかなど，十分な注意が必要である．

解説

　IgA 腎症の重症度分類については，これまで数多く報告されており，各々の研究者がそれぞれの施設で独自の重症度分類に基づき治療方針を決定してきた[1〜13]．2009 年，A Working Group of the International IgA Nephropathy Network と the Renal Pathology Society による Oxford 分類が発表された[14,15]．現在はわが国を含む国際共同研究によって構築・検証された予後予測モデルが発表され[16]，診断から 60 カ月後までの腎機能低下リスクが Web やスマートフォンで計算可能な International IgAN Prediction Tool[17]が公開されている．Oxford 分類の特徴は多人種を対象としたコホートにおいて再現性が高い病理所見を選択しており，妥当性と信頼性が担保されていることが挙げられる．今後は IgA 腎症の組織学的分類として，Oxford 分類が中心的位置を占めることになると考えられる．

　一方，わが国では，2011 年に厚生労働科学研究費補助金難治性疾患克服研究事業・進行性腎障害に関する調査研究班 IgA 腎症分科会による「IgA 腎症診療指針第 3 版」が発表され[18]，臨床的重症度分類，組織学的重症度分類，これらを組み合わせたリスク表が提案されている．特に病理所見について，予後と関連した病変(細胞性半月体，線維細胞性半月体，全節性硬化糸球体，分節性硬化糸球体，線維性半月体)の糸球体総数に対する割合について Grade 分類を行う lumped system を取り入れている点，治療の観点から急性病変(acute lesion：A)，慢性病変(chronic lesion：C)を評価し付記する点などが特徴として挙げられる．本内容の詳細については「4)IgA 腎症診療指針第 3 版による重症度と予後評価」を参考にされたい．

　多くの研究が，予後不良を予測する因子として組

織学的障害度，初診時または診断時の高度蛋白尿，高血圧，そして血清クレアチニン値の上昇を報告している．しかし，初診時または診断時の腎予後要因を解析した報告の多くは，早期の症例から進行した症例を含み，選択された治療もさまざまである．これは，わが国における IgA 腎症の約 70％ が健診における尿所見異常を診断の契機とし，確定診断となる腎生検の基準も施設によってさまざまであるために，初診時または診断時が必ずしも疾患の自然史における起点とはならないことに由来する．予後因子の解釈にはこの点を考慮する必要がある．

また，IgA 腎症は多彩な臨床経過・予後をたどることが知られている[19]．このため，診断時の疾患活動性は症例により異なる．「疾患活動性」に関する因子の報告は少ないが，Oxford 分類の E 病変（管内細胞増多）や C 病変（半月体）が認められた場合，免疫抑制剤によって予後が改善するとの報告があり[20,21]，これらの所見は「疾患活動性」を反映する因子であると考えられる．

今後の検討課題

IgA 腎症に対して種々の治療介入が行われている現状では，より多数の症例を集めたコホート研究により，これまでに予後と関連する要因として示された初診時や診断時の種々な因子に加え，それぞれの臨床経過における疾患活動性を判断できる要因を加味した予後判断が重要と思われる．さらに，治療介入後における疾患活動性の変化が，腎予後にどのような影響を示すかを明らかにすることが必要である．

◆ 引用文献

1. Lee SM, et al. Hum Pathol 1982；13：314-22.
2. Lee HS, et al. Clin Nephrol 1987；27：131-40.
3. Lee HS, et al. Nephrol Dial Transplant 2005；20：342-8.
4. Haas M. Am J Kidney Dis 1997；29：829-42.
5. Manno C, et al. Am J Kidney Dis 2007；49：763-75.
6. Alamartine E, et al. Clin Nephrol 1990；34：45-51.
7. Radford MG Jr, et al. J Am Soc Nephrol 1997；8：199-207.
8. Shigematsu H. Pathol Int 1997；47：194-202.
9. Katafuchi R, et al. Clin Nephrol 1998；49：1-8.
10. Magistroni R, et al. J Nephrol 2006；19：32-40.
11. Okonogi H, et al. Nephron Clin Pract 2011；118：c292-300.
12. Wakai K, et al. Nephrol Dial Transplant 2006；21：2800-8.
13. Goto M, et al. Nephrol Dial Transplant 2009；24：3068-74.
14. Goto M, et al. Nephrol Dial Transplant 2009；24：1242-7.
15. Working Group of the International IgA Nephropathy Network and the Renal Pathology Society. Kidney Int 2009；76：546-56.
16. Barbour SJ, et al. JAMA Intern Med 2019；179：942-52.
17. https://qxcalc.app.link/igarisk（最終確認日：2019 年 11 月 25 日）
18. IgA 腎症診療指針第 3 版：厚生労働科学研究費補助金難治性疾患克服研究事業 進行性腎障害に関する調査研究班報告 IgA 腎症分科会．日腎会誌 2011；53(2)：123-35.
19. D'Amico G. Semin Nephrol 2004；24：179-96.
20. Hirano K, et al. Clin Exp Nephrol 2016；20：425-32.
21. Haas M, et al. J Am Soc Nephrol 2017；28：691-701.

2) 予後に関連する経過中の判定指標

要　約

　疾患の経過中に IgA 腎症の進行を予測する因子として臨床的に利用されているのは尿所見異常と血圧である．治療介入後や自然経過における尿所見の正常化，すなわち血尿および蛋白尿の改善や消失で定義される尿所見の寛解は腎予後の改善と関連していることから，厚生労働省難治性疾患克服事業進行性腎障害に関する調査研究班 IgA 腎症分科会は「寛解」の定義を定めている．腎機能障害の程度は尿蛋白排泄量とともにフォローアップ間隔の設定目安などに利用されており，腎機能障害が進行するほど注意深いフォローアップが必要となる．一方で，腎機能障害・尿蛋白排泄量が少ない症例や，尿所見が寛解した症例であっても，再び尿所見が出現し腎不全が進行する例もあるため，定期的な経過観察が必要である．

　前項に示したとおり，現時点で画一的な指標で「臨床経過における病態のステージ」や「疾患活動性」を判断することは難しい．本項では，IgA 腎症の経過中に病態のステージや疾患活動性を把握する因子として臨床的に利用されている項目について概説する．

1. 蛋白尿・血尿

　IgA 腎症において経過中の尿蛋白量と腎予後との関連を示した報告は多数ある[1,2]．特に，経過中の 1 年目や平均の尿蛋白量は診断時の尿蛋白量よりも予後とより強く関連し，経過中に減少した場合にはもともと低値の場合と同様の良好な予後を，逆に増加した場合には高値を維持した場合と同様に予後不良を示すことが報告されている[3~5]．

　Reich ら[4]は，Toronto Glomerulonephritis Registry として登録された IgA 腎症患者 542 例の観察研究（平均 6.5 年）において，10 年後の ESRD の発症は，観察期間中の平均尿蛋白量が 1.0 g/日未満の場合には 5% 未満，1~2 g/日では 20%，2~3 g/日では 40%，3 g/日以上では 60% であったと報告し，時間平均尿蛋白（Time Averaged Proteinuria）による部分寛解の効果を示している．

　Berthoux らも同様に観察期間中の平均尿蛋白量の重要性を示している[5]．彼らは IgA 腎症のフランス人 322 例の観察研究（観察期間の中央値 11.3 年）において，10 年後の腎死もしくは死亡の割合は，経過中の尿蛋白量が初期から 1.0 g/日未満に維持できた

群では 3%，初期に 1 g/日以上あり経過中に 2 年以上にわたり 1 g/日未満に低下した群では 2%，一方，経過中に 1 g/日以上が持続した群では 29% と報告している．

　南京の腎炎レジストリーに登録された 1 g/日以上の尿蛋白量を有する IgA 腎症患者 1,155 例を対象とした Le らの観察研究（観察期間の中央値 5.4 年）で，ESRD もしくは eGFR の半減をエンドポイントとした場合の経過中の平均尿蛋白量の程度によるリスクが検討されている[6]．初期の eGFR と経過中の平均血圧に加え，経過中の尿蛋白量の平均値が 1.0 g/日未満の群はそれ以上の群に比して，エンドポイントの発生が有意に少なかった．さらに経過中の尿蛋白量の平均値が 0.5 g/日未満の群に比して，0.5~1.0 g/日，1.0 g/日以上の群ではリスクがそれぞれ 9.1 倍，46.5 倍に増加すると報告していた．

　経過中の血尿の程度に関する予後の検討報告は非常に少ない．これは，血尿の程度が経過中にさまざまに変動することや非糸球体性血尿を除外することの難しさのためと考えられる．Le らは，経過中の顕微鏡的血尿の経時的な平均値は蛋白尿と同様に多変量解析で独立した予後不良因子であると報告している[6]．しかし，具体的な沈渣赤血球数は示されておらず，赤血球数が 10 倍となると ESRD もしくは eGFR の半減をエンドポイントとした場合のリスクが 10 倍になると記載されているにすぎない．

　蛋白尿や血尿の程度が治療経過中の予後の目安と

なる可能性が示されたことに続いて，尿所見における寛解や再発の意義が報告され始めた[7〜11]．これらの報告では，蛋白尿と血尿の寛解を区別し，さらに両者を組み合わせて利用しているものが多いが，その定義は報告により異なっていた．そこで，厚生労働省難治性疾患克服事業進行性腎障害に関する調査研究班IgA腎症分科会では，2011年に行った全国アンケートの結果を解析し，尿所見の寛解を次のように定義した[12]．

- ・血尿の寛解：尿潜血反応（−）〜（±）もしくは尿沈渣赤血球：5/HPF未満
- ・蛋白尿の寛解：尿蛋白定性反応（−）〜（±）もしくは0.3 g/日（g/gCr）未満

以上の基準を満たした初回の日（寛解日）より6カ月以上にわたり2回以上（計3回以上）の検査で基準を満たし続けた場合を，それぞれ「血尿の寛解」，「蛋白尿の寛解」と定義した．血尿・蛋白尿ともに寛解した場合を「臨床的寛解」と定義し，血尿・蛋白尿のどちらか一方の寛解を「部分的寛解」とした．なお，基準を満たした初回の日時が寛解日とされている．また，非糸球体血尿が疑われる場合およびthin basement membrane disease（菲薄基底膜病）の合併を認める場合は，その存在を考慮して判定するように記載されている．

尿所見の寛解は，いままで明らかにされていなかった「疾患活動性」を検討する上で臨床的に活用できる可能性があり，今後統一した寛解の定義の下で検討し，その意義を明らかにする必要がある．

2. 血圧

尿所見ばかりでなく経過中の不十分な血圧管理も，ほかのCKDと同様にIgA腎症においても腎予後を悪くすることが示されている[2),13),14)]．Berthouxらの観察研究[5)]では，目標血圧を130/80 mmHgとした場合に，10年後の腎死は，もともと高血圧のなかった群では4%，血圧のコントロールされた群で1%，コントロールされなかった群では19%であった．さらに，尿蛋白量と血圧の両者が管理された場合には観察期間中に腎死がみられなかったことより，予後予測の重要な指標となると述べている．

3. 腎機能障害の程度

腎機能障害の程度はIgA腎症の「病態におけるス

テージ」を示唆し，予後予測の重要な指標である，とする数多くの報告がある．また，腎機能障害の程度と尿蛋白排泄量がフォローアップの目安として利用されていることが多く，腎機能障害が進行するほど，尿蛋白排泄量が高度であるほど，フォローアップ間隔を短くして治療効果と経過を注意深く観察しなければならない．

注意すべきは，GFR 60 mL/分/1.73 m^2以上で尿蛋白排泄量が少ない尿所見の軽度な症例や尿所見の寛解した症例であっても，10年後の末期腎不全の発症はゼロではないことである．Gotoらは，わが国における2,000例以上のIgA腎症患者コホートを基に臨床的，病理学的所見を点数化し10年後の腎予後を推定している[15)]（観察期間の中央値87カ月）．その結果からは，性別，年齢，尿潜血，血清アルブミン値を考慮しなければならないが，蛋白尿が±以下で，血圧正常，GFR 60 mL/分/1.73 m^2以上，そして組織所見が軽度な場合においても10年後の末期腎不全の発症はゼロではなく，0〜5%と予測される．同様に，eGFR＞60 mL/分/1.73 m^2以上の腎機能障害のない症例790例による解析においても，蛋白尿が±以下で軽度の血尿（1〜29/HPF）のみの場合には，10年間での血清クレアチニン値の2倍化は5.8%と推定している[16)]．

4. 今後の検討課題

長期の経過をたどるIgA腎症において，寛解や再燃といった多くの臨床医が経験する状態は治療効果の判定，追加治療の適応などに重要な意義を持つ．今後，これらを含めた予後に関連する経過中の指標について，さらなるエビデンスの蓄積が必要と考えられる．

◆ 引用文献

1. Kobayashi Y, et al. Nephrology 1997；3：35-40.（https://doi.org/10.1111/j.1440-1797.1997.tb00186.x）
2. Bartosik LP, et al. Am J Kidney Dis 2001；38：728-35.
3. Donadio JV, et al. Nephrol Dial Transplant 2002；17：1197-203.
4. Reich HN, et al. J Am Soc Nephrol 2007；18：3177-83.
5. Berthoux F, et al. J Am Soc Nephrol 2011；22：752-61.
6. Le WB, et al. Nephrol Dial Transplant 2012；27：1479-85.
7. Hotta O, et al. Am J Kidney Dis 2001；38：736-43.
8. Komatsu H, et al. Clin J Am Soc Nephrol 2008；3：1301-7.
9. Miura N, et al. Clin Exp Nephrol 2009；13：460-6.

10. Kawaguchi T, et al. Nephrology 2010；15：116-23.
11. Tatematsu M, et al. Clin Exp Nephrol 2012：1-9.
12. Suzuki Y, et al. Clin Exp Nephrol 2014；18：481-6.
13. Hwang HS, et al. Nephrology 2010；15：236-41.
14. Payton CD, et al. Nephrol Dial Transplant 1988；3：138-42.
15. Goto M, et al. Nephrol Dial Transplant 2009；24：3068-74.
16. Goto M, et al. Nephrol Dial Transplant 2009；24：1242-7.

3）病理学的な重症度・IgA 腎症診療指針による予後評価

1. Oxford 分類

a）Oxford MEST 分類

2009 年，IgA 腎症の進行を正確に予測する組織病変を同定し，臨床家や病理医が個々の IgA 腎症症例の予後の改善に寄与することを目的に国際IgA 腎症ネットワークワーキンググループと国際腎病理協会による Oxford 分類が発表された[1,2]（**表1**）.

臨床パラメーターと独立して予後に影響する病変としてメサンギウム細胞増多 M（M0；メサンギウム細胞増多スコア 0.5 以下，M1：0.5 より大），分節性硬化 S（S0；なし，S1；あり），尿細管萎縮/間質線維化 T（病変が皮質に占める面積の%により T0：25%以下，T1：26〜50%，T2；>50%）が選ばれ，ステロイドなどの免疫抑制療法に反応する病変として管内細胞増多 E（E0；なし，E1；あり）が採択された.

この分類は，IgA 腎症の多彩な病変の定義を明確に示したこと，病変診断の再現性を検証したこと，などの点できわめて画期的である.

しかし，この分類作成の基本となった対象は eGFR 30 mL/分/1.73 m^{2}以上かつ 24 時間尿蛋白 0.5 g 以上の IgA 腎症症例であり，eGFR 30 mL/分/1.73 m^{2}未満の最重症例と 24 時間尿蛋白 0.5 g 未満の軽症例が除外されており，国際的に広く受け入れられるためにはIgA 腎症全体を網羅する分類であるべきだとの意見もあった.

また，Oxford 分類は予後に影響を及ぼす病変を羅列しただけであり，治療法選択の指標として臨床応用しにくいという難点も指摘されていた.

b）Oxford 分類：MEST-C への改定

2014 年第 1 回 Oxford conference が開催され，Oxford 分類の有用性，問題点について討議された.その後，6 つのワーキンググループ（1.M & E 病変の再現性，2.半月体，3.FSGS，4.予後予測のモデル化，5.小児，6.バイオマーカー）が立ち上げられた.

表 1　IgA 腎症 Oxford 分類

病変	定義		スコア
メサンギウム細胞増多[a]	<4	メサンギウム細胞/メサンギウム領域=0	M0≦0.5
	4-5	メサンギウム細胞/メサンギウム領域=1	M1>0.5
	6-7	メサンギウム細胞/メサンギウム領域=2	
	≧8	メサンギウム細胞/メサンギウム領域=3	
		*メサンギウム細胞増多スコアは全糸球体の平均値とする.	
分節性硬化	糸球体係蹄の部分的硬化で係蹄全体に及ばないもの，または癒着		S0-なし
			S1-あり
管内細胞増多	糸球体毛細血管腔の狭窄をきたした毛細血管内の細胞の増加		E0-なし
			E1-あり
尿細管萎縮/間質線維化	尿細管萎縮または間質線維化が皮質に占める%		T0-0〜25%
			T1-26〜50%
			T2->50%
半月体	細胞性または線維細胞性が採取糸球体に占める%（線維性半月体は除く）		C0-なし
			C1-0 より大〜25%未満
			C2-25%以上

[a]メサンギウム細胞増多は periodic acid-Schiff 染色標本で評価する.
一つのメサンギウム領域に細胞が 4 個以上ある糸球体が全体の半数以上あれば M1 とする.したがって必ずしも常に正式なメサンギウム細胞増多スコアを求める必要はない.
Original の Oxford 分類はメサンギウム細胞増多（M），分節性硬化（S），管内細胞増多（E），尿細管萎縮/間質線維化（T）の 4 項目からなっていたが，のちに半月体（C）が追加された.

半月体ワーキンググループでは4つのLarge cohorts（original Oxford cohort, VALIGA, Chinese [Nanjing], Japanese [Fukuoka]）を合体させ半月体（細胞性または線維細胞性）の予後への影響，そのcut-off値，治療への反応性を検証した[3]．

半月体ワーキンググループの提唱をうけて，2016年Oxford分類に半月体（C病変）が追加されMEST-C scoreへと改訂された[4]．**表1**には改定されたOxford分類を示している．

◆ 引用文献

1. Working Group of the International IgA Nephropathy Network and the Renal Pathology Society, Cattran DC, Coppo R, Cook HT, et al. The Oxford classification of IgA nephropathy : rationale, clinicopathological correlations, and classification. Kidney Int 2009 ; 76 : 534-45.
2. Working Group of the International IgA Nephropathy Network and the Renal Pathology Society, Roberts IS, Cook HT, Troyanov S, et al. The Oxford classification of IgA nephropathy : pathology definitions, correlations, and reproducibility. Kidney Int 2009 ; 76 : 546-56.
3. Haas M, Verhave JC, Zhi-Hong Liu, et al. A Multicenter Study of the Predictive Value of Crescents in IgA Nephropathy. J Am Soc Nephrol 2017 ; 28 : 691-701.
4. Trimarchi H, Barratt J, Cattran DC, et al. Oxford Classification of IgA nephropathy 2016 : an update from the IgA Nephropathy Classification Working Group. Kidney Int 2017 ; 91 : 1014-21.

4）IgA 腎症診療指針第 3 版

要　約

わが国から発表されたIgA腎症診療指針第3版[1]は組織学的重症度分類（H-Grade），臨床的重症度分類（C-Grade），両者を加味した透析導入リスクの層別化，およびリスク群ごとの治療指針の提案という4つの項目を含み，この点できわめて先駆的な分類である．日本腎臓学会評議員に対する2018年のアンケート調査においても，全国90％以上の施設において本分類が使用されているという結果が得られ，その有用性の高さがうかがえる．国際的スタンダードであるOxford[2,3]分類に比較しH-Gradeに関する検証研究はきわめて少ないが，予後識別性に有用であるという成績も散見される．2021年には，現在進行中の「IgA腎症の腎病理所見と予後の関連に関する前向き多施設共同研究」の結果が報告される予定であり，これによる診療指針の向上に期待したい．

1. IgA 腎症診療指針第 3 版における組織学的重症度分類（H-Grade）の概要

エビデンスに基づいた組織学的重症度分類作成のため，厚労省IgA腎症分科会を中心に登録された症例計287名（腎生検後5年以上経過を観察し得た症例，および透析に移行した症例）を対象に「腎病理所見と予後の関連に関する後ろ向き多施設共同研究」が展開された[3]．

組織所見としてメサンギウム細胞増多，管内細胞増多，癒着，細胞性または線維細胞性半月体，全節性糸球体硬化，分節性糸球体硬化および線維性半月体について，透析導入に対する関連性をロジスティック回帰分析にて検討した．その結果，細胞性または線維細胞性半月体，全節性糸球体硬化，分節性糸球体硬化，そして線維性半月体の5つの病変が透析導入と有意に関連する独立因子であることが明らかとなった．それに対してメサンギウム細胞増多，管内細胞増多，そして癒着は独立した関連性を示さなかった[3]．これら5つの病変のいずれかを持つ糸球体が全糸球体に占める割合（％）により，組織学的重症度をH-GradeⅠ（25％未満），Ⅱ（25％以上50％未満），Ⅲ（50％以上75％未満），Ⅳ（75％以上）の4段階に分類し，これを組織学的重症度分類（H-Grade）とした（**表1**）．

本分類は，複数の病変を組み合わせ，その総合評価で重症度を分類する塊状システム（lumped sys-

表 1　組織学的重症度分類（H-Grade）

組織学的重症度	腎予後と関連する病変*を有する糸球体/総糸球体数	急性病変のみ	急性病変＋慢性病変	慢性病変のみ
H-Grade I	0〜24.9%	A	A/C	C
H-Grade II	25〜49.9%	A	A/C	C
H-Grade III	50〜74.9%	A	A/C	C
H-Grade IV	75%以上	A	A/C	C

*急性病変（A）：細胞性半月体（係蹄壊死を含む），線維細胞性半月体
慢性病変（C）：全節性硬化，分節性硬化，線維性半月体

tem）であり，その簡潔さから実臨床の現場においても使用しやすい．実際に重症度が増すにつれて透析導入リスクのオッズ比が有意に高くなることも確認されている[2]．一方で，治療方針の決定に寄与するそれぞれの病変の内容がわかりにくいという短所もある．そこでこの分類では，急性病変である細胞性半月体，線維細胞性半月体（Acute lesion：A）のみを示す症例，急性病変（A）と慢性病変である線維性半月体，分節性硬化，全節性硬化（Chronic lesion：C）の両者を示す症例，慢性病変（C）のみを示す症例に対して，それぞれ A，A/C，C と付記することとし，この短所を補完している．

2. H-Grade に関する検証研究

H-Grade に関する検証研究に関しては，わずか 2 つの報告があるに過ぎない．

Sato らは，1980 年から 2001 年までに腎生検され，10 年以上経過観察できた 198 名の IgA 腎症患者を対象に，H-Grade と腎予後の関連について後ろ向きに検証した[5]．評価項目は腎生検後 10 年以内における eGFR の 50％低下あるいは透析導入，および年間 eGFR 低下率とし，ロジスティックおよび線形回帰分析により解析を行った．その結果，各種臨床パラメーターを含めた説明変数の中で，有意病変を持つ糸球体の割合が多くなればなるほど，独立して腎障害の進展に寄与することを明らかにした．また H-Grade I に対して，H-Grade II および III/IV は有意に腎障害進展リスクが高いことが示唆された．この成績はオリジナル研究のそれとほぼ同様である．ただし登録症例が 2001 年以前の症例であるため，口蓋扁桃摘出例は約 1％と少なく，RA 系阻害薬の使用症例も約半数程度に留まっている．これに関しては，現行治療法が施行されている前向き研究による検証が

必要だと結んでいる．

Kaihan らは 2001 年から 2009 年までに腎生検され，1 年以上経過観察できた 86 名の IgA 腎症患者を対象に，Oxford 分類あるいは H-Grade と腎予後の関連を検証した[6]．評価項目は血清 Cr 値の 1.5 倍化，平均観察期間は 6.8 年であり，Cox 回帰分析にて各種臨床パラメーター，Oxford 分類の各病変のスコア，および H-Grade の関与を解析した．その結果，H-grade を含まない多変量解析では Oxford 分類の尿細管間質病変の程度（T スコア）が独立して腎障害の進展に関与することが示されたが，このモデルに H-Grade を含めると，唯一 H-Grade のみが独立して腎障害進展に寄与する因子として選択された．この報告は，解析症例数が少なく，観察期間も比較的短いが，前研究に比較し現行治療をより良く反映するコホート研究である．さらに，同一コホートに関して Oxford 分類と H-Grade の両者を検証した初めての研究であった．なお，この研究を含めた多数の Oxford 分類の検証研究に関しては他項の解説を参照されたい．

3. IgA 腎症診療指針第 3 版における臨床的重症度分類（C-Grade）と透析導入リスクの層別化

IgA 腎症診療指針第 3 版においては H-Grade に加えて，臨床的重症度分類（C-Grade）と，その両者を組み合わせた透析導入のリスク層別化も提示されている[1,7]．各リスク群における診療指針も提案されており，臨床応用という点において有用性が高い分類と考えられる．C-Grade が提示された理由は以下のとおりである．1. IgA 腎症の腎予後を規定する因子には病理所見のみならず，年齢，性差，持続する蛋白尿，腎生検時の腎機能および高血圧などの臨床所

見も重要であること．2．臨床現場では，腎組織の採取の限界もあり，組織所見のみで予後を予測することが困難な場合も少なくないことである[1]．

腎生検時臨床所見と透析導入との関連をロジスティック回帰分析にて検討したところ，生検時尿蛋白量，血清 Cr 値および推算糸球体濾過量（eGFR）が独立した関連性を示した．一方で，年齢，性差，高血圧および血尿（≧100 個/HPF）は腎予後とは関連を示さなかった．ROC 解析の結果，尿蛋白を 0.5 g/日以上と未満に，eGFR を 60 mL/分/1.73 m²以上と未満に層別する妥当性が示された．さらにこれを組み合わせた 2×2 の 4 群における透析導入のオッズ比を検討した結果，1．尿蛋白が 0.5 g/日未満であれば，eGFR 60 mL/分/1.73 m²以上とそれ未満の群の間で腎予後に有意差は認めなかったこと，2．eGFRの値にかかわらず，尿蛋白 0.5 g/日以上の群は 0.5 g/日未満の群に比し予後不良であること，3．尿蛋白が0.5 g/日以上では eGFR が 60 mL/分/1.73 m²未満の群はそれ以上の群に比し予後不良であることがわかった．以上の結果をもとに，**表2**に示す C-Gradeが作成された[1,7]．

さらに第 3 版診療指針では，H-Grade あるいは C-Grade のみの予後判定の"限界"を補い合う目的で，H-Grade と C-Grade の両者を加味したリスク分類作成がなされた．H-grade Ⅲ と Ⅳ をまとめ（H-Grade Ⅲ＋Ⅳ），H-Grade と C-Grade を組み合わせた 9 群における透析導入リスクオッズ比を検討したところ，C-Grade Ⅰ かつ H-Grade Ⅰ におけるオッズ比を 1（低リスク群）とすると，オッズ比が 15 未満の群（中等リスク群），15 以上 50 未満の群（高リスク群），50 以上の群（超高リスク群）の 4 群に層別でき，IgA 腎症患者の透析導入リスクの層別化（**表3**）として提示している[1,7]．IgA 腎症に関して，組織所見と臨床所見の両者を加味したリスク分類は過去に報告はなく，実臨床の現場においては先駆的分類であるといえる．

これに加えて第 3 版診療指針では，それぞれのリスク群における生活指導，食事療法，薬物療法が提案されている[1]．2009 年に発表された CKD 診療ガイド[8]，CKD 診療ガイドライン[9]などと整合性を図りながら作成されているが，明確なエビデンスが得

表2　臨床的重症度分類（C-Grade）

臨床的重症度	尿蛋白（g/日）	eGFR（mL/分/1.73 m²）
C-Grade Ⅰ	<0.5	—
C-Grade Ⅱ	0.5≦	60≦
C-Grade Ⅲ		<60

られていない記載も多い．今後集積する治療に関するエビデンスの解析により，治療指針を改定していく必要があると結んでいる．

4. IgA 腎症診療指針第 3 版に関する今後の課題

第一に，H-Grade と Oxford 分類の使い分けが課題として挙げられる．わが国の日常診療において，H-Grade と Oxford 分類のどちらが主に使用されているのかを明らかにする目的で，2018 年に日本腎臓学会評議員宛への Web アンケート調査が行われた（日本腎臓学会，未発表データ）．その結果，H-Grade のみを使用が 40.9%，Oxford 分類のみが 10%未満，両者を使用が 51% という回答が得られ，実に90% 以上の施設が H-Grade を使用しているという実態が明らかとなった（**図1**）．この結果は，わが国における IgA 腎症診療において，H-Grade がきわめて高い利便性を持つことを示す．51% の施設が両者を併記していることに関しては，以下が考えられる．H-Grade は組織学的重症度を総合的に判断できるが，病変の内容がわかりにくい．一方 Oxford 分類は，病変の内容は一目瞭然であるが，総合的な重症度判定が容易ではない．すなわち両者ともに長所，短所があると理解される．今後，病変の内容と重症度の両者が明瞭であり，国際的にも広く受け入れられる組織分類（組織表記）の改定が待たれる．

第二に，H-Grade に関する大規模な前向き検証研究の必要性の問題が挙げられる．H-Grade はあくまでも後ろ向き多施設共同研究から得られた知見を基に作成されており，生検後の治療法もさまざまである．現在，厚生労働科学研究費補助金難治性疾患克服研究事業進行性腎障害に関する調査研究および日本医療研究開発機構（AMED）において，全国規模で展開中の「IgA 腎症の腎病理所見と予後の関連に関する前向き多施設共同研究」（症例数 1,000 例以上，

表 3　IgA 腎症患者の透析導入リスクの層別化

臨床的重症度＼組織学的重症度	H-Grade I	H-Grade II	H-Grade III＋IV
C-Grade I	低リスク	中等リスク	高リスク
C-Grade II	中等リスク	中等リスク	高リスク
C-Grade III	高リスク	高リスク	超高リスク

低リスク群：透析療法に至るリスクが少ないもの[注1]
中等リスク群：透析療法に至るリスクが中程度あるもの[注2]
高リスク群：透析療法に至るリスクが高いもの[注3]
超高リスク群：5 年以内に透析療法に至るリスクが高いもの[注4]
　　　　　　　（ただし，経過中に他のリスク群に移行することがある）
後ろ向き多施設共同研究からみた参考データ
[注1]：72 例中 1 例(1.4%)のみが生検後 18.6 年で透析に移行
[注2]：115 例中 13 例(11.3%)が生検後 3.7〜19.3(平均 11.5)年で透析に移行
[注3]：49 例中 12 例(24.5%)が生検後 2.8〜19.6(平均 8.9)年で透析に移行
[注4]：34 例中 22 例(64.7%)が生検後 0.7〜13.1(平均 5.1)年で，また 14 例
　　　　(41.2%)が 5 年以内に透析に移行

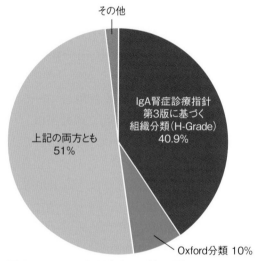

図 1　アンケート調査(247 件回答)—IgA 腎症の病理診断を行う際，どの分類を用いていますか？—

2019 年 3 月時点での観察期間平均値 50 カ月)により，H-Grade の予後識別性を検証中である．また H-Grade では，Oxford 分類で採用されているメサンギウム細胞増多，管内細胞増多，および尿細管・間質線維化の程度が含まれておらず，これらの病変の扱いも再検討されている．

　第三に，C-Grade および透析導入のリスク層別化に対する検証研究もきわめて重要である．1. 尿蛋白と eGFR 値以外に，従来報告されている血圧値，性

別，年齢等の因子が腎予後に関連するか否か，2. 尿蛋白と eGFR の閾値をそれぞれ 0.5 g/日と 60 mL/分/1.73 m^{2}設定した妥当性，3. 尿蛋白が 0.5 g/日未満であれば，eGFR 値の如何に関わらず C-Grade I とすることの妥当性，4. 層別化された各群の腎障害進展リスクオッズ比の再評価など，多くの検証事項が挙げられる．

　2021 年には上記の解析結果が報告される予定であり，この成績に基づき，「IgA 腎症診療指針」全体がより質の高い指針にブラッシュアップされることを期待したい．

◆ 引用文献

1. 厚生労働科学研究費補助金難治性疾患克服研究事業進行性腎障害に関する調査研究班報告 IgA 腎症分科会. IgA 腎症診療指針―第 3 版―. 日腎会誌 2011；53：123-35.
2. Working Group of the International IgA Nephropathy Network and the Renal Pathology Society. Kidney Int 2009；76：534-45.
3. Working Group of the International IgA Nephropathy Network and the Renal Pathology Society. Kidney Int 2009；76：546-56.
4. Kawamura T, et al. J Nephrol 2012；26：350-7.
5. Sato R, et al. Clin Exp Nephrol 2015；19：411-8.
6. Kaihan AB, et al. Clin Exp Nephrol 2017；21：986-94.
7. Okonogi H, et al. Clin Exp Nephrol 2019；23：16-25.
8. 日本腎臓学会(編). CKD 診療ガイド 2009. 東京医学社, 2009.
9. 日本腎臓学会(編). エビデンスに基づく CKD 診療ガイドライン 2009. 東京医学社, 2009.

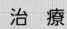

Ⅳ 治　療

成人 IgA 腎症の腎機能障害の進行抑制を目的とした治療の概要

要　約

　わが国での成人 IgA 腎症に対する主な治療介入は，RA 系阻害薬，副腎皮質ステロイド薬，免疫抑制薬，口蓋扁桃摘出術（＋ステロイドパルス併用療法），n-3 系脂肪酸（魚油），抗血小板薬であり，CKD に対する一般療法として血圧管理，減塩，脂質管理，禁煙指導なども行う．しかし，RA 系阻害薬と副腎皮質ステロイド薬を除いては，エビデンスの検証対象となる比較研究が不足している．新たに生物学的製剤による治療も試みられているが，現時点で十分な治療成果は得られていない．腎機能障害の進行抑制を目的とした成人 IgA 腎症に対する治療介入の適応は，尿蛋白量と腎機能を中心に，腎病理組織所見や年齢，血圧，血尿の程度なども含めて総合的に判断するが，同時に治療に伴う副作用の発現にも十分な配慮が必要である．

背景・目的

　現在わが国において成人IgA 腎症の治療介入として一般的に行われているのは，RA 系阻害薬，副腎皮質ステロイド薬，口蓋扁桃摘出術（＋ステロイドパルス併用療法），免疫抑制薬，n-3 系脂肪酸（魚油），抗血小板薬である（ただし，保険適用があるのは抗血小板薬のジラゼプ塩酸塩錠®のみ）．本ガイドラインでは，2014 年版，2017 年版に引き続き，主にランダム化並行群間比較試験（RCT）の研究報告に基づいて，上記治療介入による腎機能障害の抑制効果あるいは尿蛋白減少効果を検証し，腎機能障害の進行抑制を目的とした治療介入の適応を検討した．その結果，現時点で検証可能なエビデンスの質と量を勘案し，治療に関する clinical question（CQ）および推奨グレードの設定は RA 系阻害薬と副腎皮質ステロイド薬のみを対象とし，他の治療介入については現状と今後の課題について網羅的に記述した．

解説

　本ガイドラインの作成過程で，上述の各治療法について文献検索ならびに必要に応じてシステマティックレビューを行った（詳細は本ガイドラインの各項目を参照のこと）．各治療法の効果を判定する上では，①研究デザインの質，②対象患者の特性，③臨床経過・病勢の指標，④主たる治療薬と併用薬の状況，⑤治療効果の判定指標（アウトカム），⑥治療による副作用の発現割合，が重要な判断要素となる（表 1）．本ガイドラインでは，上述のとおり RCT の研究デザインにより腎機能障害の進行抑制をアウトカムとした研究に基づいて治療効果を検証した結果，RA 系阻害薬と副腎皮質ステロイド薬については推奨グレードの設定が可能であると判断した．一方，口蓋扁桃摘出術，免疫抑制薬，n-3 系脂肪酸，抗血小板薬については，研究デザインが不十分あるいは対象患者や病勢，アウトカムの設定が一定しない研究が多く，現状では推奨グレードの提示が困難と判断した．治療適応については，従前の本ガイドライン同様，RA 系阻害薬や副腎皮質ステロイド薬

表 1　IgA 腎症に対する治療の有用性を判断する上で注意すべき点

①研究デザインの質	デザイン(介入研究，観察研究，症例対照研究) 施設数，症例数，観察期間，アウトカム選択など
②対象患者の特性	人種(Asian, Caucasian など) 年齢(小児，成人，高齢者) 発症様式(初発，再燃，腎移植後再発) 基礎疾患(糖尿病，高血圧など)
③臨床経過・病勢の指標	発症から治療開始までの期間 腎機能(sCr，eGFR) 尿潜血(定性，沈渣赤血球数) 尿蛋白量(UP/Ucr，g/日) 組織所見(Oxford 分類，IgA 腎症診療指針第 3 版)
④治療薬・併用薬	経口ステロイド療法(初期量，投与期間) ステロイドパルス療法(1 回投与量，回数，実施間隔) RA 系阻害薬 免疫抑制薬・生物学的製剤 口蓋扁桃摘出術 抗血小板薬・Fish oil
⑤治療効果の判定	臨床的寛解(尿潜血と尿蛋白の陰性化) 寛解後の再発(例:尿蛋白 1 g/日以上への増加) 腎機能低下抑制(例:eGFR 減少率，sCr 1.5 倍化) 腎代替療法を要する末期腎不全への進展 生存期間(死亡)
⑥治療の副作用	副腎皮質ステロイド薬・免疫抑制薬による副作用 その他の治療による副作用

に対する RCT あるいは大規模観察研究に基づく研究でしばしば用いられている尿蛋白量と腎機能に注目し，今回新たに病理組織学的重症度も加えて，アルゴリズム形式で示した(図 1).尿蛋白量と eGFR 値のカットオフ値は，エビデンスの高い個別の研究のみならず，わが国での診療の実情を踏まえて，従前の本ガイドライン(2014 年，2017 年版)と『IgA 腎症診療指針(第 3 版)』[a]の内容とも整合するように配慮した.ただし，治療適応判断の根拠となった研究では，腎病理組織所見や血尿の程度について詳細に示されているものは少なく，年齢や血圧の参入基準が厳格に設定されていないものもみられた.そのため，実際に治療適応を決定する際には，尿蛋白量や腎機能のみならず，幾つかの観察研究で腎機能障害進展のリスク因子とされるこれらの要因も加えて臨床経過ならびに病勢の評価を行い，総合的に判断する必要がある.また，近年実施された副腎皮質ステロイド薬に関する幾つかの RCT で示されたとおり，治療介入においてはその有益性に加えて有害性(副作用)への判断も重要視されてきている.副腎皮質

ステロイド薬については，その初期投与量や投与期間，減量のタイミングなど，実際には詳細に検討されるべき点もみられ，今後はさらに慎重な検討が必要である.

近年は，海外において新たな生物学的製剤を用いた RCT での治療介入試験が実施されている.しかし，多くの試験が現時点では進行中であり，今回の本ガイドラインのアルゴリズム中には明記していない.今後の研究結果が待たれる.また，小児への治療についても，アルゴリズム中には明記せず，別途記載による解説としている.わが国における思春期・若年成人(10 代後半〜20 代)の IgA 腎症の診療で最も活用している診療ガイドラインは，小児科では「小児 IgA 腎症治療ガイドライン 1.0 版」であるという報告にみられるとおり，現状では成人診療科と小児科では，treatment gap が生じている可能性がある[b].今後は，小児期発症 IgA 腎症の成人期医療へのスムースな移行を推進するためのエビデンス構築が望まれる.

最後に，治療アルゴリズムはエビデンスの蓄積と

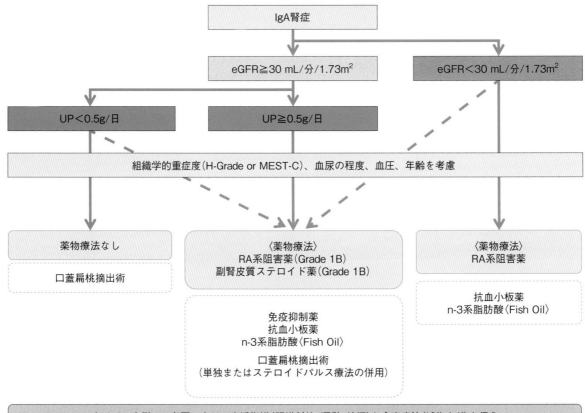

図1　成人 IgA 腎症の治療アルゴリズム
　尿蛋白量と eGFR のカットオフ値は，IgA 腎症の治療に関するランダム化並行群間比較試験における対象患者の特性のみならず，わが国での診療の実情を踏まえて，従前の本ガイドライン（2014, 2017 年版）と『IgA 腎症診療指針（第 3 版）』の内容とも整合するように配慮した．
　eGFR 30 mL/分/1.73 m² 以上かつ尿蛋白量 0.5 g/日以上の場合は，組織学的重症度や血尿の程度，血圧，年齢を考慮した上で，RA 系阻害薬や副腎皮質ステロイド薬の投与を検討する（推奨レード 1B）．また，免疫抑制薬，抗血小板薬，n-3 系脂肪酸の投与や口蓋扁桃摘出術（単独あるいはステロイドパルス療法との併用）を検討しても良い．
　eGFR 30 mL/分/1.73 m² 以上かつ尿蛋白量 0.5 g/日未満の場合は，薬物療法なしでの経過観察を基本とするが，上気道感染後に肉眼的血尿など尿所見の悪化を認める症例では，口蓋扁桃摘出術を検討しても良い．また，急性の組織病変がある場合には，副腎皮質ステロイド薬や免疫抑制薬をはじめとした薬物療法も考慮する．
　eGFR 30 mL/分/1.73 m² 未満の場合は，血圧や尿蛋白量等を考慮した上で RA 系阻害薬での治療を基本とするが，急速進行性の腎機能障害を呈する症例や急性の組織病変がある場合には，副腎皮質ステロイド薬や免疫抑制薬の投与も考慮する．RA 系阻害薬の初回投与時には，腎機能の推移に注意しながら慎重に投与する．
　副腎皮質ステロイド薬や免疫抑制薬を投与する場合は，個々の症例で治療効果と感染症などの副作用リスクとのバランスを十分考慮する．また，すべての症例で，CKD に対する一般療法として生活指導と食事療法を行う．

ともに永続的に改良されていくべきものである．今回の治療アルゴリズムは，これまでのエビデンスに基づいた 2020 年時点での最大公約数的な治療判断を一元的に示すことを目指して作成された．本アルゴリズムが，今後の IgA 腎症への治療標準化に必要な課題抽出や新たな CQ 創出を促進する契機となる

ことを期待している．

◆ 参考にした二次資料

　a. 松尾清一，他. 日腎会誌 2011；53：123-35.
　b. 三浦健一郎，他. 日腎会誌 2019；61：51-7.

2 各種の治療法

1）成人の治療に関する CQ

CQ 1 ： RA 系阻害薬は IgA 腎症に推奨されるか？

推奨と提案

推奨グレード **1B** ACE 阻害薬または ARB は，IgA 腎症の end stage kidney disease（ESKD）への進展抑制，腎機能障害の進行抑制ならびに尿蛋白の減少効果を有するため，使用するよう推奨する．

P 成人 IgA 腎症患者
I RA 系阻害薬投与（ACE 阻害薬，アンジオテンシン受容体拮抗薬（ARB）の種類は問わない）
C RA 系阻害薬非投与
O 腎死，腎機能低下，尿所見改善，再燃，有害事象

要 約

IgA 腎症に対する RA 系阻害薬の臨床試験は，多くの試験が CKD G1～G4，尿蛋白 1.0 g/日以上の患者を対象としており，尿蛋白減少効果，ESKD への進展抑制効果，腎機能低下抑制効果が示されている．正常血圧患者でも尿蛋白減少効果を示した．ただし，尿蛋白 0.5 g/日未満の IgA 腎症患者に対しては RA 系阻害薬の有効性は十分に証明されていない．RA 系阻害薬は忍容性の高い薬剤であるが，妊婦または妊娠している可能性のある女性には禁忌である．

システマティックレビュー（SR）の過程

IgA 腎症患者代表が参加したパネル会議を開催し，その議論も踏まえ作成された本クリニカルクエスチョン（CQ）に対して，IgA 腎症ガイドライン改訂ワーキンググループ内の SR チームが SR を行った．1990 年 1 月から 2018 年 12 月の期間で PubMed と医中誌，Cochrane Library を検索対象とし，SR チームが作成した検索式および日本医学図書館協会が作成した検索式より論文の選出を行った．双方の検索を参考に論文をタイトル，アブストラクトより一次スクリーニングを行い，344 篇が選出された．その後，フルテキストによる二次スクリーニングを行い 55 篇が選ばれ，RA 系阻害薬間の比較試験やクロスオーバー試験を除外し，最終的に 14 篇が解析対象となった．なお，文献についての検討はすべて独立した 2 名の SR 委員が行った．

パネル会議で決定されたアウトカムごとに採用論文を解析した．腎死に関しては 3 篇，腎機能低下に関しては 14 篇，尿所見異常の改善に関しては 13 篇，有害事象に関しては 7 篇の論文を採用した．再燃をアウトカムとした論文がないため，再燃についての

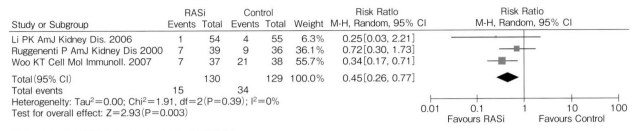

図1　RA 系阻害薬による ESKD への進展抑制

アウトカムごとの解説

1. ESKD への進展抑制

　ESKD への進展を評価したランダム化比較試験は 3 報[1~3]あった. Ruggenenti らによる多施設共同プラセボ対照二重盲検比較試験[1]では, CCr 20〜70 mL/分/1.73 m²かつ尿蛋白>1 g/日が 3 カ月以上持続する IgA 腎症に対するラミプリルの ESKD への進展抑制効果を評価し, 約 30 カ月の観察期間での ESKD への進展が ACE 阻害薬群 17.9%, 対照群 25% であった. しかし, 症例数が少ないこともあり統計学的有意差を認めなかった. Li らによる多施設共同プラセボ対照二重盲検比較試験[2]では, (1)血清 Cr <2.8 mg/dL かつ尿蛋白>1 g/日, または(2)血清 Cr 1.4〜2.8 mg/dL かつ尿蛋白量を問わない IgA 腎症に対してバルサルタンの効果を評価した. 104 週間の観察期間では ESKD 到達症例が少ないこともあり, 有効性を示せなかった. Woo らの単施設ランダム化非盲検並行群間比較試験(5 年間)[3]では, 尿蛋白 1 g/日以上または血清 Cr 1.6 mg/dL 以上の IgA 腎症患者を対象に, RA 系阻害薬群(エナラプリル 5 mg またはロサルタン 50 mg)37 名および無治療群 38 名の 2 群で比較を行い, RA 系阻害薬群で ESKD への進展を抑制した(7 名(19%)vs 21 名 (55%), p<0.005). 以上から, RA 系阻害薬による

ESKD 進展抑制効果は一部では示された. 3 報によるメタ解析では RA 系阻害薬群 130 名中 15 名, コントロール群 120 名中 34 名の ESKD が報告され, リスク比は 0.45(95%CI 0.26〜0.77)と RA 系阻害薬群で有意に ESKD への進展抑制効果が示されていた (図 1).

2. 腎機能障害の進行抑制

　RA 系阻害薬の腎機能障害進行抑制に関して評価した研究は, 14 報[1~14]確認された. Praga らによる単施設ランダム化非盲検並行群間比較試験[4]では, 血清 Cr 1.5 mg/dL 以上かつ尿蛋白 0.5 g/日以上の IgA 腎症患者に対する ACE 阻害薬(エナラプリル 5 mg)の腎機能障害進行抑制効果を RA 系阻害薬以外の降圧薬による治療群と比較し評価した. 約 6 年の観察期間にて, エナラプリル群で血清 Cr 1.5 倍化の発 症 率 を 有 意 に 抑 制 し た(3 名(13%)vs 12 名 (57%), p<0.05). Kanno らによる単施設ランダム化比較試験[5]では, 蛋白尿や腎機能を問わず IgA 腎症と診断された 49 名を, ACE 阻害薬群(テモカプリルまたはトランドラプリル)と Ca 拮抗薬群(アムロジピン)に分け比較評価し, 3 年の観察期間での CCr 低下率では ACE 阻害薬群で有意に腎機能が保たれた. 前述した Woo らによる単施設ランダム化非盲検並行群間比較試験[3]では, 約 5 年の観察期間でエナラプリルまたはロサルタン使用群で試験終了時の血清 Cr が有意に低値であることを示した(血清 Cr 2.4 ±2.0 mg/dL vs 5.0±2.8 mg/dL, p<0.001). 以上の 3 報では, 腎機能予後の改善が示された. しかし, 残りの 11 報のランダム化並行群間比較試験では, 観察期間が短いこともあり, 腎機能障害進展抑制に関して有効性を十分に示すことはできない研究が多く, 統計学的比較が行われていない研究[6]も確認された. 以上より, RA 系阻害薬は 3〜6 年の中長期的

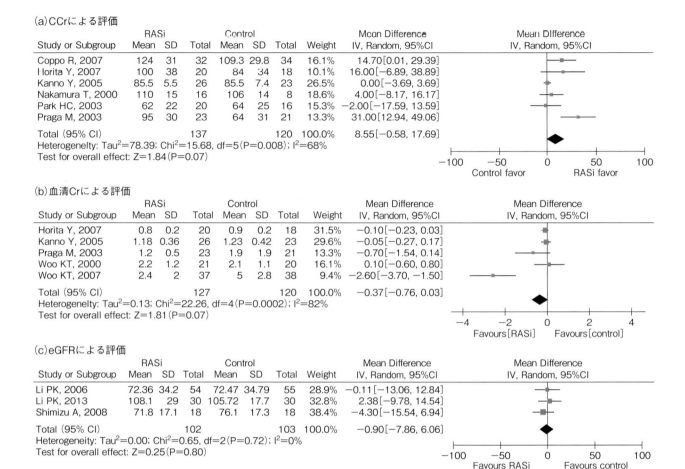

図 2　RA 系阻害薬の腎機能への影響

治療において，腎機能障害進行の抑制に効果を示すと考えられた．

ただし，抽出された研究の腎機能障害に関するアウトカムの定義がそれぞれ異なる点が問題点として挙げられた．アウトカムごとに定量的メタ解析を行ったところ，eGFR，CCr，血清 Cr 値の連続変数による比較では，それぞれにおいて RA 系阻害薬使用群の有効性を示せなかった（**図 2(a)〜(c)**）．しかし，すべての研究を統合したメタ解析ではないことから，上記の研究結果を勘案の上，一定の要件では RA 系阻害薬は，腎機能障害進行抑制効果を示すと結論づけた．

3. 尿所見改善

尿所見改善を評価した研究は，13 報[2〜14]確認された．前述した Praga らの研究[4]では，約 6 年の観察期間にて蛋白尿はエナラプリル群（ベースライン 2.0 ± 1.3 g/日，最終観察時 0.9 ± 1.0 g/日）は，RA 系阻害薬以外の降圧薬治療群（ベースライン 1.7 ± 0.8 g/日，最終観察時 2.0 ± 1.8 g/日）との群間比較において有意に蛋白尿減少効果を示した．前述した Li らによる多施設共同プラセボ対照二重盲検比較試験[2]では，ARB 群（バルサルタン 80 mg）とプラセボ群に割り付け，観察期間 104 週後の蛋白尿変化率を比較し ARB 群で有意に減少したことを示した（−33.5% ± 40.8% vs ＋15.0% ±67.2%，p＜0.001）．Horita らの単施設ランダム化比較試験[7]では，尿蛋白 1.0〜2.6 g/日の CCr 50 mL/日/1.73 m²以上の IgA 腎症患者をプレドニゾロン（PSL）単独群と PSL ＋ ARB（ロサルタン 50 mg）群に割り付け，12 および 24 カ月後の 1 日尿蛋白量を比較したところ，PSL ＋ ARB 群で有意に減少した．ただし，ARB 併用群で有意に血圧が低下していた．Coppo らの多施設共同プラセボ対照二重盲検比較試験[8]では，平均 20.5 歳（9〜35 歳）の尿蛋白 1.0〜3.4 g/日かつ CCr＞50 mL/分/1.73 m²の

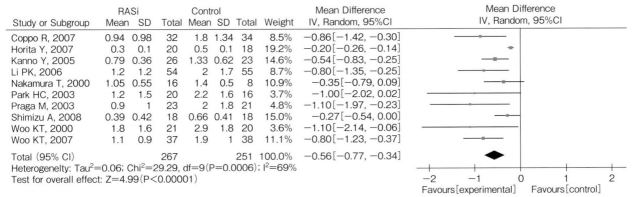

Study or Subgroup	RASi Mean	SD	Total	Control Mean	SD	Total	Weight	Mean Difference IV, Random, 95%CI
Coppo R, 2007	0.94	0.98	32	1.8	1.34	34	8.5%	−0.86[−1.42, −0.30]
Horita Y, 2007	0.3	0.1	20	0.5	0.1	18	19.2%	−0.20[−0.26, −0.14]
Kanno Y, 2005	0.79	0.36	26	1.33	0.62	23	14.6%	−0.54[−0.83, −0.25]
Li PK, 2006	1.2	1.2	54	2	1.7	55	8.7%	−0.80[−1.35, −0.25]
Nakamura T, 2000	1.05	0.55	16	1.4	0.5	8	10.9%	−0.35[−0.79, 0.09]
Park HC, 2003	1.2	1.5	20	2.2	1.6	16	3.7%	−1.00[−2.02, 0.02]
Praga M, 2003	0.9	1	23	2	1.8	21	4.8%	−1.10[−1.97, −0.23]
Shimizu A, 2008	0.39	0.42	18	0.66	0.41	18	15.0%	−0.27[−0.54, 0.00]
Woo KT, 2000	1.8	1.6	21	2.9	1.8	20	3.6%	−1.10[−2.14, −0.06]
Woo KT, 2007	1.1	0.9	37	1.9	1	38	11.1%	−0.80[−1.23, −0.37]
Total (95% CI)			267			251	100.0%	−0.56[−0.77, −0.34]

Heterogenelty: Tau²=0.06; Chi²=29.29, df=9(P=0.0006); I²=69%
Test for overall effect: Z=4.99(P<0.00001)

図3　RA系阻害薬の蛋白尿への影響

IgA 腎症患者を ACE 阻害薬群(ベナゼプリル 0.2 mg/kg)とプラセボ群に割り付け約 3 年間観察したところ,尿蛋白 0.5 g/日未満を達成した患者数は ACE 阻害薬群で有意に多いことを示した(13 名(40.6%)vs 3 名(8.8%),log-rank,p=0.0002).前述した Woo らによる報告[3)]では,約 5 年の観察期間において血圧は同等であったが,エナラプリルまたはロサルタン使用群で無治療に比して蛋白尿が有意に減少した(1.1±0.9 g/日 vs 1.9±1.0 g/日,p<0.002).

正常血圧の IgA 腎症患者を対象とした報告では,Nakamura らによる単施設ランダム化比較試験[9)]にて,尿蛋白 1~3 g/日の正常血圧 IgA 腎症患者を Ca 拮抗薬群(ベラパミル 120 mg),ACE 阻害薬群(トランドラプリル 2 mg),ARB 群(カンデサルタン 8 mg),プラセボ群の 4 群に割り付け,観察期間 3 カ月で Ca 拮抗薬群に比して ACE 阻害薬および ARB 群で有意に尿蛋白減少率が高かった(ベラパミル−22.2±8.4%,トランドラプリル−36.8±15.2%,カンデサルタン−38.9±16.6%,p<0.05).Shimizu らの単施設ランダム化非盲検並行群間比較試験[10)]では,正常血圧 IgA 腎症患者に対する少量 ARB の蛋白尿への影響を調べ,ロサルタン 12.5 mg 群とコントロール群の 12 カ月後の蛋白尿を比較し,血圧は両群で同等であったが,ロサルタン群で有意に蛋白尿が減少した(0.39±0.42 g/日 vs 0.66±0.41 g/日,p=0.04).以上より,正常血圧患者でも,RA 系阻害薬は,保険適用外ではあるが,蛋白尿減少効果があることが示されている.

そのほかの報告は,群間比較がされておらず RA

系阻害薬使用群内での蛋白尿減少が示された報告[5,11)]や,統計的解析が行われていない報告[6)]などがある.また,有効性が示されなかった報告としては,Li らの単施設ランダム化非盲検対照比較試験[12)]では,尿蛋白 0.5 g/日未満の正常血圧 IgA 腎症患者をラミプリル群と無治療群に割り付け,尿蛋白 1 g/日以上への増加をエンドポイントとして約 5 年間の観察を行ったが,両群で有意差は認めなかった.Kohagura らによる多施設共同ランダム化非盲検比較試験[13)]では,尿蛋白 0.5 g/日以上の IgA 腎症患者を口蓋扁桃腺摘出術+ステロイドパルス療法にカンデサルタンを加えた群と加えなかった群で比較し,6 カ月時点ではカンデサルタンにより蛋白尿減少を示したが,12 カ月後には両群で蛋白尿は同等であり,ARB 追加による効果は示されなかった.つまり,口蓋扁桃腺摘出術+ステロイドパルス療法時や,蛋白尿 0.5 g/日未満の患者においては RA 系阻害薬の尿蛋白減少効果は十分には示されなかった.

以上を総合的に検討し,尿蛋白≧1.0 g/日かつ CKD ステージ G1~G4 の IgA 腎症に対して RA 系阻害薬の尿蛋白減少効果は複数の RCT で示されていると判断した.またこれらすべての報告をランダム効果モデルでメタ解析を行うと,RA 系阻害薬使用群において有意に尿蛋白減少が認められた(図3).

4. 再燃

再燃は,CQ 作成時にアウトカムの一つとして取り上げられたが,今回検索し得た文献からは十分な情報が得られず,評価することができなかった.「再燃」は臨床上重要な概念であるが,厳密な定義が定まっていないなど研究のアウトカムとして用いるに

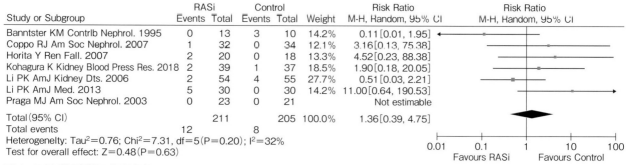

図4　RA 系阻害薬の有害事象

は不十分な点もあり，今後の研究が期待される．

5. 有害事象

　有害事象に関して記載のある研究は，14 報中 7 報[2,4,6~8,12,13]であった．RA 系阻害薬使用群にて，咳，起立性低血圧，めまいが散見されたが，重篤な有害事象の報告は認めなかった．また血清 K 値に関しての報告も認めなかった．すべての有害事象を同等に扱い，メタ解析を行ったところ，RA 系阻害薬使用群で 211 名中 12 名，コントロール群 205 名中 8 例で有害事象を認め，リスク比は 1.36（95％CI 0.39〜4.75）となり，統計的差異は認めなかった（図 4）．以上より，RA 系阻害薬は忍容性の高い治療薬であると結論づけた．ただし，RA 系阻害薬開始後は，腎機能低下や高カリウム血症，過剰降圧に注意する必要があり，状況に応じて減量・中止を常に念頭にいれ処方する．RA 系阻害薬は妊婦または妊娠している可能性のある女性には禁忌である．そのため女性に投与する場合には注意が必要である．投与中に妊娠が判明した場合には，直ちに投与を中止しなければならない[b]．

今後の課題

　今回の SR では，抗アルドステロン薬や直接的レニン阻害薬，RA 系阻害薬の併用に関して十分に評価ができていない．今後，これらの薬剤についても有効性の検討が課題である．また，再燃についても十分に評価できていない．今後，共通した定義などによる検討が必要である．

◆ 検索式，アブストラクトテーブルは日本腎臓学会のホームページに掲載．

◆ 参考にした二次資料

a. Jafer TH, et al. Kidney Int 2001；60：1131-40.
b. 日本腎臓学会（編）．エビデンスに基づく CKD 診療ガイドライン 2018，東京医学社，2018.

◆ 引用文献

1. Ruggenenti P, et al. Am J Kidney Dis 2000；35：1155-65.
2. Li PK, et al. Am J Kidney Dis 2006；47：751-60.
3. Woo KT, et al. Cell Mol Immunol 2007；4：227-32.
4. Praga M, et al. J Am Soc Nephrol 2003；14：1578-83.
5. Kanno Y, et al. QJM 2005；98：199-203.
6. Bannister KM, et al. Contrib Nephrol 1995；111：184-92.
7. Horita Y, et al. Ren Fail 2007；29：441-6.
8. Coppo R, et al. J Am Soc Nephrol 2007；18：1880-8.
9. Nakamura T, et al. Am J Nephrol 2000；20：373-9.
10. Shimizu A, et al. Hypertens Res 2008；31(9)：1711-7.
11. Park HC, et al. Nephrol Dial Transplant 2003；18：1115-21.
12. Li PK, et al. Am J Med 2013；126：162-8.
13. Kohagura K, et al. Kidney Blood Press Res 2018；43(3)：780-92.
14. Woo KT, et al. Kidney Int 2000；58：2485-91.

CQ 2 ： 副腎皮質ステロイド薬は IgA 腎症に推奨されるか？

推奨と提案

推奨グレード 1B 副腎皮質ステロイド薬は，尿蛋白 1g/日以上かつ CKD ステージ 1〜2 の IgA 腎症における腎機能障害の進行抑制ならびに尿蛋白の減少効果を有するため，使用するように推奨する．

- P 成人 IgA 腎症患者
- I 副腎皮質ステロイド薬投与（パルス療法の有無は問わない）
- C 副腎皮質ステロイド薬非投与
- O 腎死，腎機能低下，尿所見改善，再燃，副作用

要 約

IgA 腎症に対する副腎皮質ステロイド薬の有効性を検討したランダム化並行群間比較試験（RCT）は，その大半が尿蛋白≧1.0 g/日，CKD ステージ G1〜2 の IgA 腎症患者を対象としており，その中で副腎皮質ステロイド薬の腎機能低下抑制，蛋白尿改善効果が示されている．しかし，G3 以下の腎機能や尿蛋白 1 g/日以下を対象とした検討はごく少数であり，治療効果を検討するには不十分である．またステロイドパルス療法の腎機能障害の進行抑制に関する検討は少なく，また高用量経口ステロイド療法とステロイドパルス療法を比較した RCT はないため，検証が必要である．

システマティックレビュー（SR）の過程

IgA 腎症の患者代表が参加したパネル会議を開催し，その議論も踏まえて作成された本クリニカルクエスチョン（CQ）に対して，IgA 腎症ガイドライン改訂ワーキンググループ内の SR チームが SR を行った．1990 年 1 月から 2018 年 9 月の期間で PubMed と医中誌，Cochrane Library を検索対象とし，SR チームが作成した検索式および日本医学図書館協会が作成した検索式より論文の選出を行った．双方の検索を参考に論文をタイトル，アブストラクトより一次スクリーニングを行い，613 篇を選出した．その後，フルテキストによる二次スクリーニングを行い 21 篇が選ばれ，RCT のみを選別し，最終的に 11 篇が解析対象となった．なお，文献についての検討はすべて独立した 3 名の SR 委員が行った．

パネル会議で決定されたアウトカムごとに採用論文を解析した．腎予後に関しては ESKD ＋腎機能低下を複合したエンドポイントで評価した論文が多く 10 篇，尿所見異常の改善に関しては 6 篇，副作用に関しては 10 篇の論文を採用した．再燃をアウトカム

とした論文がないため，再燃についての解析は施行できなかった．バイアスリスクに関しては多くの論文で盲検化やコンシールメントについての記載がされておらず，エビデンスレベルを下げる要因となった．エビデンス総体として SR チームがまとめたレポートに基づき，推奨をパネル会議で検討し，最終的に IgA 腎症ガイドライン作成全体会議で推奨文，推奨グレードが決定された．

アウトカムごとの解説

今回システマティックレビューによるアウトカム評価のため 11 件の RCT を採用しており，その RCT は主に CKD ステージ G1〜2 で尿蛋白 1 g/日以上を対象にしている試験である．各試験のステロイド療法の投与方法は，高用量経口ステロイド療法（0.8〜1.0 mg/kg/日）[1,3,4,9〜11]，低用量経口ステロイド療法（20 mg/日，60 mg/m²隔日投与）[5,6,8]，ステロイドパルス療法[2,7]（メチルプレドニゾロン 1 g 3 日間連続投与を隔月で合計 3 回＋プレドニゾロン 0.5 mg/kg を隔日投与で 6 カ月間）の 3 通りに分類され，投与期間

は 1 年以内の短期間投与[1,3,4,11]と 1 年以上の長期間投与[5,6,8~10]（それぞれ漸減中止）の 2 通りにおおまかに分類される.

1. 腎機能障害の進行抑制

ESKD への進展抑制と腎機能障害の進行抑制を複合したアウトカム（末期腎不全 or 血清 Cr 1.5～2.0 倍化 or GFR 低下率）で腎機能障害進行抑制効果を評価した.

主に CKD ステージ G1～2 で尿蛋白 1 g/日以上を対象にしたランダム化並行群間比較

Manno ら[3]の研究グループと Lv ら[4]の研究グループが ACE 阻害薬併用下での短期間高用量経口ステロイド療法の有効性を検討しており，ともに腎機能障害進行抑制効果に優れていた.

Hogg ら[6]の研究グループはプレドニゾロン 60 mg/m^2 隔日の低用量，Katafuchi ら[8]の研究グループはプレドニゾロン 20 mg/日の低用量を長期間で漸減中止のプロトコルで治療効果を評価しており，腎機能障害進行抑制効果に有意性を認めなかった.

ステロイドパルス療法の有効性を評価した試験は Pozzi ら[7]の研究グループが行っており，10 年間の腎生存率はステロイドパルス療法群で有意に高く（97% vs 53%；log rank test $p = 0.0003$），腎機能障害進行抑制効果を報告している. この試験では ACE 阻害薬がすべての患者で投与されているわけではないため，評価に注意が必要である.

STOP-IgA[2]はレニン-アンジオテンシン系（RA 系）阻害薬使用下で尿蛋白 0.75 g/日以上持続する症例に対して，保存療法群と免疫抑制療法群にランダムに割り付けして，腎機能障害進行抑制効果を検証している. 本試験での免疫抑制療法では eGFR ≧ 60 mL/分/1.73 m^2 の症例に対してはステロイドパルス療法（メチルプレドニゾロン 1 g 3 日間連続投与を隔月で合計 3 回 + プレドニゾロン 0.5 mg/kg を隔日投与で 6 カ月間）を行い，eGFR 30～59 mL/分/1.73 m^2 の症例に対しては経口プレドニゾロンを 40 mg/日で開始し 3 カ月目までに 10 mg/日に減量して 6 カ月目まで継続投与し，7.5 mg/日を 7 カ月目～35 カ月まで投与された. それに加えてシクロホスファミド 1.5 mg/kg/日を 3 カ月間投与後にアザチオプリン 1.5 mg/kg/日を 36 カ月目まで継続投与とする免疫抑制

薬併用療法を行った. 主要評価項目の腎機能評価である eGFR が 5 mL/分/1.73 m^2 以内の低下にとどまった症例，15 mL/分/1.73 m^2 以上の低下した症例ともに，保存療法群と免疫抑制療法群の間に有意差はみられなかった.

多施設二重盲検 RCT である TESTING 試験[1]では，尿蛋白 1 g/日以上で eGFR が 20～120 mL/分/1.73 m^2（平均 eGFR 59.4 mL/分/1.73 m^2，平均尿蛋白 2.4 g/日）の IgA 腎症患者を対象とし，経口メチルプレドニゾロン（0.6～0.8 mg/kg/日，最大量 48 mg/日，漸減し 4～6 カ月投与）とプラセボに振り分けた. 262 例が登録されたが（経口ステロイド療法 136 例，プラセボ 126 例），観察期間の中央値が 2.1 年の時点で重篤な副作用の影響で試験が中止になった. 試験中止後の解析での主要評価項目である複合腎アウトカム（eGFR 40% 以上の低下，ESKD，腎不全による死亡）はステロイド療法群でプラセボ群より少ない結果であったが（5.9% vs 15.9%），副作用で試験中止となった経緯もあり，腎機能障害進行抑制効果に関する明確な結論をだすのは困難である.

主に CKD ステージ G1～2 で尿蛋白 1 g/日前後を対象にしたランダム化並行群間比較

Koike ら[5]の研究グループは，低用量経口プレドニゾロン投与群（0.4 mg/kg/日を 4 週間，12 カ月目までに 10～20 mg 隔日投与に減量，その後 5～10 mg 隔日投与に減量）と抗血小板薬投与群（ジピリダモール or ジラゼプ塩酸塩水和物）を比較しており，腎機能障害進行抑制効果については，低用量ステロイド療法群も抗血小板薬投与群も開始時と 24 カ月後で有意な Cr 低下は示しておらず，腎機能障害進行抑制効果を示す結果は得られなかった. しかしコントロール群でベースラインの血清 Cr 濃度が有意に高く（$p = 0.015$），また病理所見での動脈硬化性病変スコアが有意に高く（$p = 0.008$）評価に注意が必要である.

10 件の RCT でメタ解析を行い，ステロイド療法は末期腎不全，血清 Cr の倍化，GFR 低下のリスクを 67% 減少させた（relative risk [RR]，0.33 [95% confidence interval（CI），0.20～0.56]；$p < 0.0001$）（図 1）. 高用量ステロイド療法は特に CKD ステージ G1～2 で尿蛋白 1 g/日以上の症例に対して腎機能障

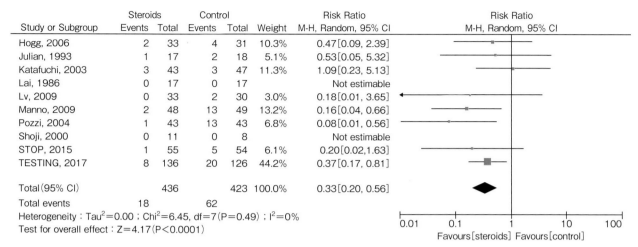

Study or Subgroup	Steroids Events	Total	Control Events	Total	Weight	Risk Ratio M-H, Random, 95% CI
Hogg, 2006	2	33	4	31	10.3%	0.47 [0.09, 2.39]
Julian, 1993	1	17	2	18	5.1%	0.53 [0.05, 5.32]
Katafuchi, 2003	3	43	3	47	11.3%	1.09 [0.23, 5.13]
Lai, 1986	0	17	0	17		Not estimable
Lv, 2009	0	33	2	30	3.0%	0.18 [0.01, 3.65]
Manno, 2009	2	48	13	49	13.2%	0.16 [0.04, 0.66]
Pozzi, 2004	1	43	13	43	6.8%	0.08 [0.01, 0.56]
Shoji, 2000	0	11	0	8		Not estimable
STOP, 2015	1	55	5	54	6.1%	0.20 [0.02, 1.63]
TESTING, 2017	8	136	20	126	44.2%	0.37 [0.17, 0.81]
Total (95% CI)		436		423	100.0%	0.33 [0.20, 0.56]
Total events	18		62			

Heterogeneity : Tau^2=0.00 ; Chi^2=6.45, df=7 (P=0.49) ; I^2=0%
Test for overall effect : Z=4.17 (P<0.0001)

図 1　腎機能障害進行抑制効果

害進行抑制効果を示すと考えられた．ステロイドパルス療法の効果を検討した試験は少数であり，ステロイドパルス療法の有効性を評価するのに十分とはいえない．また高用量経口ステロイド療法とステロイドパルス療法の腎機能障害進行抑制効果における優劣を検証する必要がある．尿蛋白が 1 g/日以下の IgA 腎症に対する腎機能障害進行抑制効果は確認されていない．

2. 尿蛋白減少

主に CKD ステージ G1〜2 で尿蛋白 1 g/日以上を対象にしたランダム化並行群間比較

短期間高用量投与を行った Manno ら[3]の研究グループと Lv ら[4]の研究グループでは，ACE 阻害薬との併用により，経口ステロイド療法の有意な尿蛋白減少効果を示している．

Katafuchi ら[8]の研究グループが行った長期間低用量（20 mg/日）での治療効果では，尿蛋白の有意な減少（p=0.0034）を認めたが，ステロイド療法群で有意にベースラインの尿蛋白が多く，ランダム化が不十分な点で評価に注意が必要である．

ステロイドパルス療法の有効性を評価した Pozzi ら[7]の研究グループの試験では，ステロイドパルス療法群で 1 年後の尿蛋白が 1 g/日以下に減少（RR 2.38，CI 1.46-3.90，NNT 2，p<0.001），0.5 g/日以下に減少（RR 5.5，CI 1.3-23.36，p=0.014）と有意に尿蛋白減少効果が認められた．ただし，この試験では ACE 阻害薬がすべての患者で投与されているわけではない．

STOP-IgA[2]では主要評価項目である尿蛋白 0.2 g/gCr 以下に減少については，免疫抑制療法群で有意に認められたが，主に eGFR≧60 mL/分/1.73 m^2 の症例に対するステロイドパルス療法で多くみられた（ステロイドパルス療法群中 31%，免疫抑制薬併用療法中 11%）．

TESTING 試験[1]での尿蛋白減少効果は，平均 2.1 年の評価でステロイド療法群において有意に減少している（1.37 [SD, 1.08] vs 2.36 [SD, 1.67] g/日；Mean difference −0.99 g/日 [95% CI, −1.34 to −0.64 g/日]）．

主に CKD ステージ G1〜2 で尿蛋白 1 g/日前後を対象にしたランダム化並行群間比較

Koike ら[5]の研究グループでは，24 カ月後の評価で低用量ステロイド療法群（0.97±0.75 vs 0.31±0.51 g/日，p=0.0012）で抗血小板薬投与群（0.89±0.49 vs 0.68±0.69 g/日，p=0.2289）で尿蛋白減少効果が有意に認められた．しかし適切なランダム化がなされていないため評価に注意が必要である．

Shoji ら[9]の研究グループは，高用量経口プレドニゾロン投与群（0.8 mg/kg/日で開始し 1 年間で漸減中止）と抗血小板薬投与群の比較を検討しており，ステロイド療法群で開始時と 1 年後の尿蛋白の比較では有意に尿蛋白減少効果を認めた（754.6±276.9 to 289.5±234.8 mg/dL；p=0.003）．

6 件の RCT でメタ解析を行い，ステロイド療法は尿蛋白減少効果が認められた（**図 2**）．高用量ステロイド療法は特に CKD ステージ G1〜2 で尿蛋白 1 g/

Study or Subgroup	Steroids			Control			Weight	Mean Difference IV, Random, 95% CI	Mean Difference IV, Random, 95% CI
	Mean	SD	Total	Mean	SD	Total			
Julian, 1993	1.3	0.3	17	1.8	0.7	18	18.4%	−0.50[−0.85, −0.15]	
Koike, 2008	0.31	0.51	24	0.68	0.69	24	18.9%	−0.37[−0.71, −0.03]	
Lai, 1986	2.3	2.2	17	3.3	2.1	17	2.2%	−1.00[−2.45, 0.45]	
Lv, 2009	1.04	0.54	33	1.57	0.86	30	18.2%	−0.53[−0.89, −0.17]	
Shoji, 2000	0.29	0.23	11	0.71	0.39	8	21.1%	−0.42[−0.72, −0.12]	
TESTING, 2017	1.37	1.08	136	2.36	1.37	126	21.2%	−0.99[−1.29, −0.69]	
Total(95% CI)			238			223	100.0%	−0.58[−0.80, −0.36]	

Heterogeneity：Tau^2=0.04；Chi^2=10.27, df=5(P=0.07)；I^2=51%
Test for overall effect：Z= 5.13(P<0.00001)

Favours[Steroids] Favours[control]

図2　尿蛋白減少効果

日以上の症例に対して尿蛋白減少効果を示すと考えられた．高用量経口ステロイド療法とステロイドパルス療法ともに尿蛋白減少効果があるが，優位性については検証する必要がある．また尿蛋白が1g/日以下のIgA腎症に対しても尿蛋白減少効果が期待できる可能性がある．

3. 再燃

再燃については，今回検索した文献からは十分な情報が得られず，評価はできなかった．

今後の課題

今回は少数のRCTにて腎機能障害進行抑制効果と尿蛋白減少効果が示されているため，IgA腎症における副腎皮質ステロイド薬の推奨グレードはBと判断した．なお，forest plotに関して，治療後追跡期間別での解析は行っていない．

課題としてCKDステージG3以下，尿蛋白1g/日以下の症例に対して腎機能障害進行抑制効果はRCTでは十分に確認されていないことが挙げられる．TESTING試験では20≦eGFR<50 mL/分/1.73 m^{2}の患者が40.7%含まれており，腎機能低下例でも尿蛋白を減少させる可能性があるが，さらにCKD G3以下のIgA腎症に対するRCTでの評価を行い，有効性を確認する必要がある．また投与計画として，ステロイドパルス療法の効果を検討した試験は

少数のため，RA系阻害薬併用下での検討が必要であることや，高用量ステロイド療法とステロイドパルス療法の優劣を比較する必要がある．これまでSTOP-IgAやTESTING試験で主に感染症による有害事象が問題点として挙げられており，近年ステロイドの効果だけではなく安全性もより重要視されている．現在，低用量経口ステロイド療法の有効性と安全性を評価する試験が進行中であり（NCT01560052），結果が待たれる．

◆ 検索式，アブストラクトテーブルは日本腎臓学会のホームページに掲載.

◆ 参考にした二次資料
1. IgA腎症診療指針第3版．日腎会誌 2011；53：123-35.

◆ 引用文献
1. Lv J, et al. JAMA 2017；318：432-42.
2. Rauen T, et al. N Engl J Med 2015；373：2225-36.
3. Manno C, et al. Nephrol Dial Transplant 2009；24：3694-701.
4. Lv J, et al. Am J Kidney Dis 2009；53：26-32.
5. Koike M, et al. Clin Exp Nephrol 2008；12：250-5.
6. Hogg RJ, et al. Clin J Am Soc Nephrol 2006；1：467-74.
7. Pozzi C, et al. J Am Soc Nephrol 2004；15：157-63.
8. Katafuchi R, et al. Am J Kidney Dis 2003；41：972-83.
9. Shoji T, et al. Am J Kidney Dis 2000；35：194-201.
10. Julian BA, et al. Contrib Nephrol 1993；104：198-206.
11. Lai KN, et al. Clin Nephrol 1986；26：174-80.

3 成人の治療〜その他

1) 口蓋扁桃摘出術；単独療法とステロイドパルス併用療法

要 約

　口蓋扁桃摘出術はCKDステージG1-2で尿蛋白が1 g/日前後までのIgA腎症患者では臨床的寛解を含めた尿所見の改善効果は期待されるが，腎機能低下の抑制効果については研究結果が一定せず不明である．一方，口蓋扁桃摘出術とステロイドパルス併用療法はCKDステージG1-2で尿蛋白が1 g/日を超える場合でも臨床的寛解を含めた尿所見の改善効果は期待できる．ただし，治療前の尿蛋白量と臨床的寛解率には関連性が示唆されるため，今後は，病理組織学的評価を含めた病期・病勢評価に基づく適応症例の選択について，より詳細な検討が必要である．口蓋扁桃摘出術とステロイドパルス併用療法の腎機能低下の抑制効果については，現時点で検証可能な研究が少なく，今後は，アウトカム指標を末期腎不全に代わりeGFR低下率とするなどの研究デザインの工夫が必要になると考えられる．

背景・目的

　IgA腎症に対する口蓋扁桃摘出術(以下，扁摘)の治療効果は，1983年の日本からの症例集積報告を始めとして，1990年代よりアジアや欧州で検証され始めた．特に日本では，2001年のHottaらによる扁摘＋ステロイドパルス療法(以下，TSP)の治療効果の報告以降，TSPに関する研究報告が盛んに行われるようになった．事実，2006年[a]と2008年[b]の全国調査では，TSP施行例が全国的，経年的に増加しており，2008年には66.2%の内科施設で実施されていることが判明した．一方，海外のガイドラインでは，扁摘はIgA腎症の治療として必ずしも推奨されていない．本稿では，これまでに報告された扁摘の治療効果について，扁摘とTSPそれぞれについて治療アウトカムを臨床的寛解(尿蛋白および尿潜血の陰性化)と末期腎不全(以下，ESKD)への進展に分けて解説する．

解説

1. 口蓋扁桃摘出術

1) 臨床的寛解をアウトカムとした研究

　ランダム化比較試験は中国から1編の報告[1]があった．単施設における扁摘群49例と非扁摘群49例の4年間の追跡で，治療開始時の腎機能(eGFR；95.0 vs. 89.0 mL/分/1.73 m^2)，尿蛋白(0.94 vs. 1.36 g/日)とRA系阻害薬使用率(47 vs. 49%)に差はなかったが，尿潜血および尿蛋白の陰性化率はそれぞれ91.8 vs. 46.9%，95.9 vs. 51.0%と扁摘群で有意に高く，尿所見の再燃率も扁摘群で有意に低かった(ステロイド療法は治療前尿蛋白1 g/日以上で投与されているが，両群での使用割合は不明)．観察研究は日本および中国から4編あり[2〜5]，いずれの報告でも扁摘群では非扁摘群より臨床的寛解率が有意に高かった．治療群の平均尿蛋白は0.77〜1.07 g/日，腎機能はCKDステージG1-2と推定された．Maedaら[5]は，治療初期にステロイド療法を受けていない

扁摘群 20 例と非扁摘群 111 例についてサブ解析を行い，多変量解析においても扁摘群は非扁摘群より尿所見の寛解率が有意に高かったと報告している．

2）腎機能低下抑制をアウトカムとした研究

ランダム化比較試験は報告がなく，観察研究は日本，中国，欧州から 11 編の報告があった．日本およびハンガリーからの 6 つの研究[2,3,5~8]では，扁摘群では非扁摘群と比較して ESKD への進展が有意に抑制されていた．このうち 3 つの研究では平均観察期間が 10 年以上であり，扁摘群（治療前平均尿蛋白は 0.88~0.91 g/日，腎機能は CKD ステージ G1-2 と推定）での 20 年腎生存率は約 90％であった．2019 年には日本から 2002~2004 年登録の IgA 腎症 1,065 例を平均 5.8 年間追跡した全国多施設コホート研究結果が報告され，扁摘群（252 例）は非扁摘群より血清クレアチニン値の 1.5 倍化あるいは ESKD への進展および腎生検後 1 年での副腎皮質ステロイド薬や RA 系阻害薬による追加治療を有意に抑制したことが示された[8]．

一方，ESKD をアウトカムとする中国，ドイツからの研究[4,9]，eGFR 60 mL/分/1.73 m² 未満をアウトカムとするイタリアからの研究[10]，ESKD と eGFR の 50％減少を複合エンドポイントとする欧州多施設（VALIGA コホート）からの研究[11]，ESKD と死亡を複合エンドポイントとする日本からの研究[12]では，それぞれのアウトカムに対する扁摘の治療効果は検証されなかった．ただし，各研究結果の解釈においては，患者背景や研究デザインの違いに留意が必要である．ドイツからの研究は，扁摘群の腎機能障害が強く（血清クレアチニン値 2 mg/dL 以上），平均観察期間が 3.4 年と短い．イタリアからの研究は，対象の IgA 腎症 61 例（うち扁摘 15 例）と IgA 沈着陰性のメサンギウム増殖性糸球体腎炎 121 例（うち扁摘 49 例）を合わせて解析している．中国からの研究は ESKD をアウトカムとした多変量解析が実施されていない．これに対し，欧州からの多施設研究では，背景因子調整のため傾向スコアを用いたマッチングも行われており，ESKD の発生は扁摘群 41 例中 3 例，非扁摘群 41 例中 8 例となったが，有意差はみられなかった．また，日本からの研究でも，傾向スコアを用いたマッチングや治療による重み付けが考慮された解析が行われたが，多変量解析によるハザード比は 0.40（95％信頼区間 0.12~1.36，p＝0.072）で扁摘の治療効果は示されなかった．ただし，軽症群（治療群の平均 eGFR 97.8 mL/分/1.73 m²，尿蛋白 0.44 g/日）のサブ解析では，扁摘はアウトカム発生を有意に抑制したと報告している．

2. 口蓋扁桃摘出術＋ステロイドパルス併用療法

1）臨床的寛解をアウトカムとした研究

ランダム化比較試験は日本から 1 編の報告[13]があった．対象は多施設よりエントリーされた TSP 群（ステロイドパルス療法は隔月法で 3 コース）33 例とステロイドパルス療法単独群 39 例で，治療開始時の腎機能（eGFR；75 vs. 69 mL/分/1.73 m²），尿蛋白（1.6 vs. 1.6 g/日）と RA 系阻害薬使用率（48 vs. 46％）に差はなかった．治療 1 年後の臨床的寛解率は約 50 vs. 30％で有意差はみられなかったが，尿蛋白の消失については，多変量解析でオッズ比 2.98（95％信頼区間 1.01~2.83，p＝0.049）と TSP 群のステロイドパルス群に対する優位性が示された．非ランダム化比較試験も日本から 1 編の報告[14]があり，TSP 群（ステロイドパルス療法は 1 コース，治療群の腎機能は eGFR 96.7 mL/分/1.73 m²，尿蛋白 1.07 g/日）35 例とステロイドパルス療法群 20 例の治療 2 年後と 4.5 年後の臨床的寛解率はそれぞれ 62 vs. 18％，54％ vs. 25％であり，TSP 群で有意に高かった．また，観察研究は日本から 9 編[15~23]の報告があり，いずれの研究でも TSP は対照群と比較して有意に高い尿所見寛解率を示していた．TSP 群は平均尿蛋白 0.31~1.80 g/日と研究により差があったが，腎機能は CKD ステージ G1-2 と推定された．尿所見寛解率は治療前尿蛋白量と関連が示唆され，治療前の平均尿蛋白量が 0.5~1.0 g/日，1.0~1.5 g/日，1.5~2.0 g/日での臨床的寛解率はそれぞれ約 70％，60％，50％であった．ただし，これらの観察研究では，対照群の治療内容がステロイドパルス療法，経口ステロイド療法，免疫抑制薬，扁摘単独，保存的療法など多岐にわたっていること，TSP におけるステロイドパルス療法のコース数や実施方法（隔月法，連続法）の違い，臨床的寛解の定義（尿定性または尿沈渣の陰性確認回数）の違いがあり，研究結果の解釈に

留意する必要がある.

2) 腎機能低下抑制をアウトカムとした研究

ランダム化比較試験は報告がなく，観察研究は日本から3編の報告[24~26]があった．Satoら[24]は，単施設でTSP 30例を含む血清クレアチニン値1.5 mg/dL以上の70例を平均5.9年追跡し，治療前クレアチニン値が1.5~2.0 mg/dLの患者ではTSPが他の治療群と比較してESKDへの進展を有意に低下させたが，2.0 mg/dL以上の患者ではTSPの優位性は示されなかったと報告している．また，Hoshinoら[26]は，単施設でTSP 209例を含む1,127例を平均8.3年追跡し，CKDステージG1-2で尿蛋白1 g/gCre以上の患者ではTSPは他の治療群と比較してESKDへの進展リスクを減少させるが，CKDステージG3で尿蛋白1 g/gCre未満の患者では他の治療に対する優位性を示せないと報告している．

3. 口蓋扁桃摘出術の治療効果に対するメタ解析

扁摘の治療効果に対するメタ解析は中国から3編の報告[27~29]があった．Wangら[27]は1995~2008年の比較試験から7研究，858例を抽出した．そのうち4研究では経口ステロイド療法，2研究ではステロイドパルス療法が併用されていた．扁摘群は非扁摘群より臨床的寛解率が有意に高く，ESKDへの進展率が有意に低く，その治療効果はTSP治療でより顕著であったとしている．Liuら[28]は1947~2014年の比較試験から14研究，1,794例を抽出した．そのうち7研究ではステロイドパルス療法が併用されていた．Wangらの報告と同様，扁摘群は非扁摘群より臨床的寛解率が有意に高く，ESKDへの進展率が有意に低く，特にTSPはステロイドパルス療法より良好な治療効果を示すとしている．Duanら[29]は2016年までの比較試験から19研究3,483例を抽出した．扁摘は，臨床的寛解率をアウトカムとした15研究およびESKDへの進展をアウトカムとした9研究でそれぞれ有意な治療効果を示した．しかし，これらのメタ解析の対象となっている研究のほぼすべてが観察研究であり，治療群と非治療群の患者背景，疾患重症度，扁摘以外の併用療法（ステロイド療法，RA系阻害薬）の割合，臨床的寛解の判定基準などに違いや偏りがあるため，頑強なエビデンスとして採用できるかどうかについては，慎重な検討を要する.

4. まとめと今後の課題

以上より，扁摘はCKDステージG1-2で尿蛋白が1 g/日前後までの患者では臨床的寛解を含めた尿所見の改善効果は期待されるが，腎機能低下の抑制効果については研究結果が一定せず不明である．ただし，実際にステロイド療法やRA系阻害薬の併用がない純粋な扁摘単独での効果を検討した研究は非常に少なく，今後，扁摘単独での治療効果をエビデンスとして創出・検証するのは難しい可能性がある．一方，TSPはCKDステージG1-2で尿蛋白が1 g/日を超える場合でも臨床的寛解を含めた尿所見の改善効果は期待できる．ただし，治療前の尿蛋白量と臨床的寛解率には関連性が示唆されるため，今後は，病理組織学的評価を含めた病期・病勢評価に基づく適応症例の選択について，より詳細な検討が必要である．TSPによる腎機能低下の抑制効果については，現時点で検証可能な研究が少ない．わが国において，治療効果の検証を目的とした研究で，尿所見寛解をアウトカムとした研究が多く腎機能低下をアウトカムとした研究が少ないのは，検診制度の普及や医療アクセスの容易さという要因により，諸外国より早い病期でIgA腎症と診断される患者が多いことも関連する可能性がある．今後は，ESKDに代わりeGFR低下率をアウトカム指標とするなど，研究デザインの工夫も必要になると考えられる．また，臨床的寛解による通院回数や投薬量の減少などを医療経済の側面から検証し，世界へ情報発信していくことも重要と考えられる．

◆ 文献検索

文献はPubMed（キーワード：IgA nephropathy, treatment, tonsillectomy）で2018年7月までの期間で検索したものをベースとし，2019年5月までの期間を日本医学図書協会への依頼およびハンドサーチにて検索した.

◆ 参考にした二次資料

a. Miura N, et al. Clin Exp Nephrol 2009；13：618-27.
b. Matsuzaki K, et al. Clin Exp Nephrol 2013；17：827-33.
c. Suzuki Y, et al. Clin Exp Nephrol 2014；18：481-6.

◆ 引用文献

1. Yang D, et al. Ren Fail 2016；38：242-8.
2. Akagi H, et al. Acta Otolaryngol 2004；555：38-42.
3. Komatsu H, et al. Ren Fail 2005；27：45-52.
4. Chen Y, et al. Am J Nephrol 2007；27：170-5.
5. Maeda I, et al. Nephron Dial Transplant 2012；27：2806-13.
6. Xie Y, et al. Kidney Int 2003；63：1861-7.
7. Kovacs T, et al. Int Urol Nephrol 2014；46：2175-82.
8. Hirano K, et al. JAMA Network Open 2019；2(5)：e194772.
9. Rasche FM, et al. Clin Nephrol 1999；51：147-52.
10. Piccoli A, et al. Nephron Dial Transplant 2010；25：2583-9.
11. Feehally J, et al. Nephron 2016；132：15-24.
12. Matsumoto K, et al. Nephrology 2018；23：846-54.
13. Kawamura T, et al. Nephron Dial Transplant 2014；29：1546-53.
14. Komatsu H, et al. Clin J Am Soc Nephrol 2008；3：1301-7.
15. Hotta O, et al. Am J Kidney Dis 2001；38：736-43.
16. Miyazaki M, et al. Contrib Nephrol 2007；157：94-8.
17. Kawaguchi T, et al. Nephrology 2010；15：116-23.
18. Nakagawa N, et al. Intern Med 2012；51：1323-8.
19. Ochi A, et al. Int Urol Nephrol 2013；45：469-76.
20. Ohya M, et al. Clin Nephrol 2013；80：47-52.
21. Miyamoto T, et al. Clin Exp Nephrol 2016；20：50-7.
22. Komatsu H, et al. Clin Exp Nephrol 2016；20：94-102.
23. Hoshino Y, et al. Clin Exp Nephrol 2017；21：617-23.
24. Sato M, et al. Nephron Clin Pract 2003；93：c137-45.
25. Yamamoto Y, et al. Clin Exp Nephrol 2013；17：218-24.
26. Hoshino J, et al. Clin Exp Nephrol 2016；20：618-27.
27. Wang Y, et al. Nephron Dial Transplant 2011；26：1923-31.
28. Liu LL, et al. Am J Kidney Dis 2015；65：80-7.
29. Duan J, et al. Int Urol Nephrol 2017；49：103-12.

2）免疫抑制薬（副腎皮質ステロイドを除く）

要約

IgA 腎症に対するシクロホスファミド，アザチオプリン，シクロスポリン，タクロリムス，ミコフェノール酸モフェチル，ミゾリビンの有効性を検討したランダム化比較試験の報告は，一部の研究報告において蛋白尿減少効果が報告されているが，副腎皮質ステロイド薬単独治療を上回る結果にはなっていない．したがって副腎皮質ステロイド薬が副作用などで使用できない際や減量すべき際に使用検討されるべきである．単剤治療の場合はミコフェノール酸モフェチルやカルシニューリン阻害薬のランダム化比較試験で効果を認めている報告が多い．ステロイドに免疫抑制薬を追加して蛋白尿減少や腎機能低下抑制を認めるかは定かではなく，副作用に注意が必要である．

背景・目的

現在IgA 腎症の治療において中心的な役割を果たしているステロイドによる免疫抑制療法に，さらに免疫抑制薬を追加することによって，IgA 腎症の腎予後を改善できる可能性がある．また副作用などによってステロイドが投与不可能なIgA 腎症患者に対する免疫抑制療法として，免疫抑制薬が治療選択肢となり得る可能性がある．本稿では，主に成人のIgA 腎症患者におけるシクロホスファミド（CPA：cyclophosphamide），アザチオプリン（AZA：azathioprine），シクロスポリン（CsA：ciclosporin），タクロリムス（TAC：tacrolimus），ミコフェノール酸モフェチル（MMF：mycophenolate mofetil），ミゾリビン（MZB：mizoribine）の腎機能低下抑制や蛋白尿減少を評価した RCT を解説する．

解説

1．シクロホスファミド

CPA と免疫抑制薬を使用しない群とが比較されたランダム化比較試験（RCT：randomized control trials）は，2000 年以前に報告された Walker らの報告がある．介入群として CPA（1～2 mg/kg/日 6 カ月間），ジピリダモール，ワルファリンが併用され，介入群において尿蛋白が少ない傾向が認められたが（1.15±1.55 vs. 1.89±2.34 g/日），有意差は認めなかった[1]．プレドニゾロン（PSL：prednisolone）にCPA を併用する群と免疫抑制薬を使用しない群を対照群として比較した RCT は 2 つ報告されている．

Ballardie らは血清 Cr 値が 1.5〜2.8 mg/dL と腎障害のある IgA 腎症に対して，治療群は初期治療に PSL 40 mg/日を徐々に 2 年間かけて減量し，併用する免疫抑制薬は CPA 1.5 mg/kg/日を 3 カ月間内服後に AZA 1.5 mg/kg/日へ変更し 2 年間治療するプロトコルで，両群合わせて計 38 人で解析が行われた[2]．PSL と CPA の併用群において末期腎不全(ESRD)発症率の著しい低下が示された(累積 5 年 ESRD 発症率 28％ vs. 95％)．また Rauen らによる STOP-IgAN 研究では 30≦eGFR≦59 mL/分/1.73 m[2] を対象に，3 年間免疫抑制の治療が行われた[3]．治療群 27 例，対照群 26 例で RCT が行われ，完全寛解率は治療群で多い傾向にあった(OR 3.58, 95％CI 0.26〜55.89, p＝0.302)が有意差を認めなかった，15％の eGFR 低下に関しても有意差を認めなかった[4]．この研究は 3 年間と短かった影響が結果に出なかった可能性はあるが，GFR が低下した症例に対しての治療は免疫抑制薬の使用は限定的でもあることを示す結果であった．Ballardie らや Rauen らの RCT を考慮すると CPA を併用治療した介入群に一定の効果は得られる可能性があるが，重症感染症含めた重大副作用も報告されているため注意が必要である．CPA に関しては，副腎皮質ステロイド薬併用と副腎皮質ステロイド薬単独療法を比較した RCT はない．

2. アザチオプリン

AZA に関しては，AZA 単剤と免疫抑制薬を使用しない対照群と比較した RCT はない．前述の CPA の項で示した副腎皮質ステロイド薬と CPA の併用治療後に，維持療法で AZA が使用された RCT が 2 つある．腎機能の低下した背景の対象に対して，免疫抑制薬治療のない群と比べて副作用は多いものの，Ballardie らの研究では腎不全抑制の効果を示す結果であった[2,3]．

副腎皮質ステロイド薬単独群と比較して AZA の副腎皮質ステロイド薬治療への追加効果を示せるかを検討した RCT が 5 つある[5~9]．Harmankaya らによる研究は，AZA の追加効果は認められなかった結果だが，尿蛋白≦1.0 g/日の比較的予後が良いと思われる対象の研究であった[5]．Stangou らの研究では，AZA の追加効果に関して有意差を認めな

かったが，介入群 12 例ステロイド単独群 10 例と症例数は少ない[6]．そのほかの 3 つの RCT は尿蛋白 1.0 g/日以上の群を対象にしている．Pozzi らの RCT 研究は 2013 年に血清クレアチニン値 2.0 mg/dL 以上の腎機能の低下した群を対象としている．介入群に関しては 6 カ月間の AZA 1.5 mg/kg/日が追加されたが，蛋白尿減少や腎生存率に有意差を認めず，AZA 群で副作用が多かった[7]．Pozzi らの 2010 年の RCT の報告は腎機能低下のない群を対象としている．介入群と対照群を合わせて 207 例を対象とし，AZA 1.5 mg/kg/日を 6 カ月併用した効果を検討されたが，血清クレアチニン値の 1.5 倍化率と尿蛋白減少率はほぼ同等であった．AZA 併用群の副作用は白血球減少や肝障害など多い傾向にあった[8]．Sarcina らによる報告では 325 例を 3 群(副腎皮質ステロイド薬群，副腎皮質ステロイド薬＋AZA 併用群，免疫抑制薬なし群)に分けた RCT が行われた，AZA の追加は副腎皮質ステロイド薬単独に対して蛋白尿を減らす効果は認められなかったにもかかわらず，副作用は増加した[9]．これらの研究結果から，副腎皮質ステロイド薬に AZA を追加することは蛋白尿を減らす根拠は乏しい．そして副作用の発生は増加することに留意すべきである．

3. カルシニューリン阻害薬(シクロスポリン，タクロリムス)

CsA による介入群とプラセボによる対照群を比較した RCT が 1 つ[10]，TAC による介入群とプラセボを対照群として比較した RCT が 2 つ報告されている[11,12]．Lai らによる試験(CsA 5 mg/kg/日 12 週間，9 例とプラセボとの比較試験)では，尿蛋白減少傾向を認めるものの有意差を認めない結果であった[10]．TAC の 2 つの RCT では，両試験ともに有意差をもって TAC 群の蛋白尿減少効果を認めたが，腎機能低下抑制に関しては有効性を示せていない．

副腎皮質ステロイド薬治療に TAC を追加した群と副腎皮質ステロイド薬単独群と比較した RCT を 9 つメタ解析した 2018 年の報告では[13]，副腎皮質ステロイド薬＋TAC 群は有意に蛋白尿の減少効果を認め，副作用の発生は増加しなかった．それらのメタ解析で用いられている RCT は単一の国(中国)でのみ評価され，Chinese Biomedical Databases(CBM，

CNKI, VIP, and Wan Fang) のみで検索され，PubMed に掲載されていない研究が多く，解釈に注意を要する．

4. ミコフェノール酸モフェチル

MMF を介入群として免疫抑制薬投与のない群と比較検証した研究としては，2018 年に RCT を検証したメタ解析が報告されている[14]．臨床的寛解に関しては，3 つの RCT[15~17] が検証され有意差をもって MMF の効果が認められた（RR 2.152；95％CI，1.198 3.867；p = 0.010）．しかしその 3 つの RCT で ESRD 発症に関しても検証されたが，有意差は認めなかった．Tang ら[15]，Frisch ら[16]，Maes ら[18] による RCT では，尿蛋白≧1 g/日の IgA 腎症患者を対象として MMF の効果が評価された．Tang らの報告では[15]，臨床的寛解は有意差をもって MMF 群で高かったが，他の 2 つの報告は蛋白尿抑制傾向を示すものの有意差は示されない結果であった．Hogg ら[17] の報告では MMF の効果を認めないために早期に試験は中止となった．蛋白尿が 1 g/日以上を対象とした 21 の RCT をネットワークメタ解析で解析した研究では，臨床的寛解と ESRD 発症が評価された．臨床的寛解は，レニン-アンジオテンシン系阻害薬（RASi）とウロキナーゼ，副腎皮質ステロイド薬と扁桃摘出術，RASi と副腎皮質ステロイド薬の順に高く，ESRD 発症や血清クレアチニンの倍化の予防に効果的であったのは，RASi ＋副腎皮質ステロイド薬，RASi，副腎皮質ステロイド薬の順であった．MMF は最も効果的ではない報告であった[19]．

MMF を副腎皮質ステロイド薬など免疫抑制薬に追加して効果を認めるか検証した解析は，2018 年にメタ解析が報告されている[14]．臨床的寛解（4 つの RCT）[20~23] や ESRD（1 つの RCT[20]）に関して検証され，いずれも MMF の追加の効果に関して有意差は認めなかった．Hou らは少量 PSL ＋ MMF と通常量 PSL を比較した RCT を報告した[20]．MMF ＋ PSL の併用群は MMF 1.5 g/日を 6 カ月，PSL を 0.4～0.6 mg/kg/日を 2 カ月ごとに減量，PSL 単独群は 0.8～1.0 mg/kg/日を 2 カ月ごとに減量とするプロトコルであった．12 カ月時点で，臨床的寛解率が評価され，MMF および PSL 群でそれぞれ 48％（73 症例中 35 人）および 53％（72 症例中 38 人）で有意差を認め

なかった．

Liu らは副腎皮質ステロイド薬に追加する薬剤として，MMF 追加群と CPA やレフルノマイドを追加する群で比較し RCT を行った[23]．CPA やレフルノマイドよりも臨床的寛解や副作用に関して MMF が効果的であったことを示した．

5. ミゾリビン

Xie らによる RCT では[24]，3 群（ロサルタン単独群，MZB 単独群，ロサルタンと MZB の併用群）で検討され，12 カ月後の蛋白尿の減少に関してロサルタンと MZB の併用群はロサルタン単独群よりも蛋白尿減少効果を示した．しかし腎機能低下抑制には至っていない．

日本で行われた 2 つの RCT では PSL に MZB を併用し効果を認めるか検証されたが，MZB の追加効果は示せなかった[25,26]．

 今後の課題

IgA 腎症において免疫抑制薬単剤による高い効果を得られた RCT は少ない．新たな免疫抑制薬が開発されることが望まれる．副腎皮質ステロイド薬治療に免疫抑制薬を追加して副腎皮質ステロイド薬単剤治療よりも効果が得られるかに関しては，カルシニューリン阻害薬が蛋白尿減少効果を示す研究が最も多いが，現状は質の高い RCT とは言い難く，今後質の高い RCT が期待される．副腎皮質ステロイド薬や免疫抑制薬の用量を調整した併用療法の RCT で副作用の減少や臨床的寛解の増加など有用な報告が得られるかもしれない．

◆ 文献検索

PubMed（キーワード：IgA nephropathy or immunoglobulin A nephropathy, randomized, cyclophosphamide or azathioprine or ciclosporin or tacrolimus or mycophenolate or mizoribine）で，～2018 年 12 月の期間で検索した．

◆ 参考にした二次資料
なし

◆ 引用文献

1. Walker RG, et al. Clin Nephrol 1990；34(3)：103-7.
2. Ballardie FW, et al. J Am Soc Nephrol 2002；13(1)：142-8.
3. Rauen T, et al. N Engl J Med 2015；373(23)：2225-36.
4. Rauen T, et al. J Am Soc Nephrol 2018；29(1)：317-25.
5. Harmankaya O. Int Urol Nephrol 2002；33(1)：167-71.
6. Stangou M, et al. Clin Exp Nephrol 2011；373-80.
7. Pozzi C, et al. J Nephrol 2013；26(Jan)：86-93.
8. Pozzi C, et al. J Am Soc Nephrol 2010；21(10)：1783-90.
9. Sarcina C, et al. Clin J Am Soc Nephrol 2016；11(6)：973-81.
10. Lai K, et al. Br Med J 1987；295(6607)：1165-8.
11. Kim Y, et al. PLoS One 2013；8(8)：7-11.
12. Yu M, et al. PLoS One 2017；1-12.
13. Zhang Y, et al. J Int Med Res 2018；46(8)：3236-50.
14. Zheng JN, et al. Exp Ther Med 2018；16(3)：1882-90.
15. Tang S, et al. Kidney Int 2005；68(2)：802-12.
16. Frisch G, et al. Nephrol Dial Transplant 2005；20(10)：2139-45.
17. Hogg RJ, et al. Am J Kidney Dis 2015；66(5)：783-91.
18. Maes BD, et al. Kidney Int 2004；65：1842-9.
19. Yang P, et al. Kidney Int Reports 2018；3(4)：794-803.
20. Hou JH, et al. Am J Kidney Dis 2017；69(6)：788-95.
21. Chen X. Zhonghua Yi Xue Za Zhi 2002；82(12)：796-801.
22. Liu XW, et al. Int J Clin Pharmacol Ther 2010；48(8)：509-13.
23. Liu X, et al. Int J Clin Pharmacol Ther 2014；52(2)：95-102.
24. Xie Y, et al. Am J Med Sci 2011；341(5)：12-4.
25. Masutani K, et al. Clin Exp Nephrol 2016；20(6)：896-903.
26. Hirai K, et al. Kidney Res Clin Pr 2017；36(2)：159-66.

3) 抗血小板薬

要 約

　成人 IgA 腎症に対する抗血小板薬および抗凝固薬の有効性を検討した研究報告は少数であり，かつ質の高い研究に乏しい．ジピリダモールおよびジラゼプ塩酸塩は短期的に蛋白尿を減少させる可能性があるが，長期投与による腎機能障害の進行抑制効果については明らかではない．なお，IgA 腎症に対するジラゼプ塩酸塩の使用ならびに慢性腎炎に対するジピリダモールの使用が保険適用となっているが，その他の抗血小板薬・抗凝固薬の使用は保険的適用外である．

背景・目的

　わが国では慢性糸球体腎炎に対してジピリダモールが，また IgA 腎症に対してジラゼプ塩酸塩が保険適用となっている．1980 年代にわが国において，IgA 腎症を含む慢性糸球体腎炎に対するジピリダモール[1]とジラゼプ塩酸塩[2]の多施設ランダム化二重盲検比較試験(RCT)が実施された．サブ解析において IgA 腎症に対する抗血小板薬の尿蛋白減少効果が示されたものの，その研究成果は英文誌に発表されなかったため国際的な評価を受けなかった．本稿では，IgA 腎症患者における抗血小板薬および抗凝固薬の腎保護効果を評価した RCT とシステマティックレビューに基づき，IgA 腎症患者に対する抗血小板薬および抗凝固薬の有効性とその適応について検証した．

解説

　IgA 腎症に対する抗血小板薬・抗凝固薬の効果を検討したシステマティックレビューとして，Taji ら[3]は抗血小板薬(ジピリダモール，ジラゼプ塩酸塩，アスピリン，およびトリメタジジン塩酸塩)による蛋白尿減少効果(risk ratio 0.61 [95%CI 0.39, 0.87])および腎機能障害進行抑制効果(risk ratio 0.74 [0.63, 0.87])を報告しているが，Liu ら[4]は，抗血小板薬・抗凝固薬(ジピリダモール，アスピリン，ワルファリン，およびウロキナーゼ)による蛋白尿減少効果(risk ratio 0.53 [0.41, 0.68])は認めたものの腎機能障害進行抑制効果は認められなかったと報告している．ただし，これらのメタ解析の対象となった研究論文は，投与薬剤あるいは比較群がさまざまである，種々の併用薬剤が含まれる，アウトカムが異なる，Taji らの論文では非 RCT が含まれて

いる. Liu らの論文では半数の投与薬剤がウロキナーゼである, といった点で, 解釈には注意が必要である. Cochrane Renal Group によるシステマティックレビュー[5]も報告されているが, 投与薬剤, 比較群ならびにアウトカムの種類によって研究を細かく分類した結果, それぞれのメタ解析の対象RCTはわずか1〜2研究となってしまっており, メタ解析としてはほとんど成立していない.

1. ジピリダモール

上記 Taji ら[3]および Liu ら[4]の論文において, ジピリダモールの効果に対するサブグループ解析がなされている. Taji らはジピリダモールの蛋白尿減少効果(risk ratio 0.50 [0.36, 1.18])および腎機能障害の進行抑制効果(risk ratio 0.69 [0.52, 0.92])を報告した一方, Liu らの報告では, ジピリダモールの尿蛋白減少効果が示されたものの(risk ratio 0.45 [0.29, 0.70]), 腎機能障害の進行抑制効果は認められなかった(risk ratio 0.80[0.61, 1.04]). 問題点は上述のとおりである.

IgA 腎症に対するジピリダモールの有用性を評価した RCT は 4 報あり, ジピリダモール単独群とプラセボ群との比較は 2 報であった. 東條らの研究[1]ではジピリダモール群で4週より24週(最終観察時)までプラセボ群と比較して有意な尿蛋白減少が認められた. Camara らの研究[6]では投与後 1 カ月から 3 カ月(最終観察時)でジピリダモール群において高い尿蛋白減少率が認められた. どちらの論文も腎機能に群間差は認められていない. その他の RCT は, ジピリダモールとアスピリン群とビタミン B 投与群[7]と比較, ジピリダモールとワルファリン併用群とプラセボ群との比較[8]となる. 前者では平均観察期間 33.2 カ月で蛋白尿は増加し, 腎機能障害の進行抑制も認められなかった一方で, 後者では 3 年間の追跡期間中の 1/血清クレアチニンの傾きがジピリダモールとワルファリン併用群で有意に小さかったことが報告されている. ただしいずれの研究も小規模であり, 有用性の評価は困難と考えられる.

2. ジラゼプ塩酸塩

東條らによる原発性糸球体腎炎に対するジラゼプ塩酸塩の腎保護効果を評価した RCT[2]において, IgA 腎症のサブグループ解析では介入後 3〜4 カ月時にジラゼプ塩酸塩群の尿蛋白の減少が確認されたが, 6 カ月時(最終観察時)には統計学的に有意な尿蛋白の差は認められなかった. またジラゼプ塩酸塩群とプラセボ群のクレアチニンクリアランスは 6 カ月間の追跡期間中ほぼ同等であった.

3. そのほかの抗血小板薬(チクロピジン, アスピリン, クロピドグレル)

チクロピジン単独投与と, ACE 阻害薬とチクロピジンの併用投与とを比較した Cheng らの RCT[9]では, 中央値 4.5 年(範囲 1.0〜4.7)の観察期間において, 明らかな腎機能障害の進行および尿蛋白の群間差は認められなかった.

アスピリン単独投与の有効性を評価した RCT はなく, 上述のとおりアスピリンとジピリダモールの併用投与の有用性は認められなかった[7].

クロピドグレルの有効性を評価した RCT は Cheng らの報告[10]と Wu らの報告[11]の 2 報あるが, 前者ではバルサルタンと, 後者ではテルミサルタンとクロピドグレル併用療法群とそれぞれの ARB 単独群との比較において, 24 週の観察期間で腎機能ならびに尿蛋白に差は認められなかった.

4. 抗凝固薬(ワルファリン)

ワルファリン単独投与の有用性を評価した RCT はなく, ワルファリンとジピリダモールの併用投与[8]の IgA 腎症に対する有効性は上述のとおりであった.

今後の課題

IgA 腎症に対する抗血小板薬(ジピリダモールおよびジラゼプ塩酸塩)投与は短期的に蛋白尿を減少させる可能性があるが, 長期投与による腎機能障害の進行抑制効果については明らかではない. 有用性の評価のためには質の高い RCT が望まれる.

◆ 文献検索

1990 年 1 月より 2018 年 12 月までの期間における PubMed, Cochrane Library および医中誌での文献検索を日本医学図書協会に依頼し, 2019 年 2 月 9 日に実施された検索結果を参照した. 文献1, 2, 9は, 上記検索結果には含まれていなかったが, システマ

ティックレビュー(文献3，4，5)の研究対象になっていたため採用した．

◆ 引用文献

1. 東條静夫，他. 腎と透析 1987；22：751-76.
2. 東條静夫，他. 腎と透析 1986；20：289-313.
3. Taji Y, et al. Clin Exp Nephrol 2006；10：268-73.
4. Liu XJ, et al. Intern Med 2011；50：2503-10.
5. Reid S, et al. Cochrane Database Syst Rev 2011；3：CD003962.
6. Camara S, et al. Nephron 1991；58：13-6.
7. Chan MK, et al. Am J Kidney Dis 1987；9：417-21.
8. Lee GSL, et al. Nephrology 1997；3：117-21.
9. Cheng I, et al. Nephrology 1998；4：19-26.
10. Cheng G, et al. Nephrology 2015；20：77-84.
11. Wu J, et al. Chin Med J 2016；129：1894-903.

4）n-3 系脂肪酸(魚油)

要 約

IgA 腎症に対する n-3 系脂肪酸(魚油)の有効性を検討したランダム化比較試験(RCT)は 6 試験 7 論文あるが，現時点では一定の結論を導き出すことは困難である．IgA 腎症患者 106 例を対象とした最大最長の試験において魚油による末期腎不全への進行抑制効果が報告された一方，そのほかの小規模な短期間の試験では魚油の有効性が確認されておらず，今後さらなる検討が必要である．なお，IgA 腎症に対する n-3 系脂肪酸の使用は保険適用外である．

背景・目的

　魚油に豊富に含まれるエイコサペンタエン酸(eicosapentaenoic acid：EPA)とドコサヘキサエン酸(docosahexaenoic acid：DHA)などの n-3 系脂肪酸は，脂質代謝改善作用，抗炎症作用，あるいは内皮機能改善作用などを介して IgA 腎症に対して腎保護作用を有する可能性がある．本稿では，IgA 腎症患者における n-3 系脂肪酸の腎保護効果を評価した RCT とシステマティックレビューに基づき，IgA 腎症患者に対する n-3 系脂肪酸の有効性を検証した．

解説

　IgA 腎症患者への n-3 系脂肪酸投与による腎保護効果を評価した RCT は，肯定的なものと否定的なものの両者が混在している[1~8]．Mayo Nephrology Collaborative Group による研究は，最大かつ研究の質の高いものであり，尿蛋白量 1 g/日以上を呈する IgA 腎症患者 106 例に対し，2 年間の n-3 系脂肪酸(EPA 1.68~1.87 g，DHA 0.97~1.36 g)による腎機能障害の進行効果を評価した[2]．2 年間の介入期間

における血清クレアチニン 1.5 倍化の発症数は，n-3 系脂肪酸群で 3 例(5.5%)，プラセボ群で 14 例(27.5%)であり，n-3 系脂肪酸群による腎予後改善効果が観察された(relative risk 0.18 [95% CI 0.05~0.63])．その後追跡期間を延長した観察研究(平均追跡期間 6.4 年)において，n-3 系脂肪酸による末期腎不全発症率の抑制が確認された [8 年累積発症率 15% vs. 44%(p＝0.009)][4]．本研究では，尿蛋白減少効果は認めなかった．なお，同グループは，高用量 n-3 系脂肪酸(EPA 3.76 g/DHA 2.94 g)と低用量 n-3 系脂肪酸(EPA 1.88 g/DHA 1.47 g)の腎機能障害の進行抑制効果を評価したが，両群間で明らかな差は認められず，用量依存的な効果は認められなかった[5]．

　34 名の IgA 腎症患者を対象とした別の RCT でも，4 年間の観察期間で魚油(3 g/日)投与により血清クレアチニンの 1.5 倍化ならびに末期腎不全進行リスクが抑制された[6]．しかしながら，この研究では n-3 系脂肪酸群と非 n-3 系脂肪酸群の RA 系阻害薬の併用率が大きく異なっており，解釈に注意が必要である．Ferraro らは 6 カ月の RCT で RAS 阻害薬併用時の n-3 系脂肪酸(3 g/日)の尿蛋白減少効果

を示した[8].

一方，他の RCT では n-3 系脂肪酸の腎保護効果は認められなかった[1,3,7].Southwest Pediatric Nephrology Study Group による RCT[7]では，平均 eGFR 100 mL/分/1.73 m^2以上，尿蛋白クレアチニン比 1.4〜2.2 g/g の IgA 腎症患者 96 名を，n-3 系脂肪酸 4 g/日（EPA 1.88 g/DHA 1.48 g）の 2 年間投与群（32 名），プレドニゾンの隔日投与群（プレドニゾン 60 mg/m^2 3 カ月，40 mg/m^2 9 カ月，30 mg/m^2 1 年の計 2 年間投与，33 名），プラセボ群（31 名）の 3 群に分けて比較した．両治療群ともプラセボ群と比較して有意な腎機能低下抑制効果は認めなかった．しかしながら，プラセボ群はベースラインで他 2 群と比較して尿蛋白の程度が有意に低かったことに注意が必要である．

米国 Johns Hopkins Medical Institutions の研究班[9]，ならびに中国の研究班[10]によるシステマティックレビューはいずれも，n-3 系脂肪酸投与に IgA 腎症に対する有意な蛋白減少効果ならびに腎障害進行抑制効果を認めなかった．ただし，研究の質の低い小規模試験が多く含まれていることに注意が必要である．Cochrane Renal Group によるシステマティックレビュー[11]も報告されているが，比較群とアウトカムの種類によって研究を細かく分類したため，それぞれのメタ解析の対象研究はわずか1〜2研究となっており，メタ解析としてはほとんど成立し

ていない．

今後の課題

n-3 系脂肪酸の IgA 腎症に対する腎保護作用に関しては一定の見解を得られない．研究の質の低い小規模試験が多いため，今後より大規模な無作為化並行群間試験が望まれる．

◆ 文献検索

1990 年 1 月より 2018 年 12 月までの期間における PubMed，Cochrane Library および医中誌での文献検索を日本医学図書協会に依頼し，2019 年 2 月 9 日に実施された検索結果を参照した．

◆ 引用文献

1. Bennett WM, et al. Clin Nephrol 1989；31：128-31.
2. Donadio JV, Jr., et al. N Engl J Med 1994；331：1194-9.
3. Pettersson EE, et al. Clin Nephrol 1994；41：183-90.
4. Donadio JV, Jr., et al. J Am Soc Nephrol 1999；10：1772-7.
5. Donadio JV Jr., et al. J Am Soc Nephrol 2001；12：791-9.
6. Alexopoulos E, et al. Ren Fail 2004；26：453-9.
7. Hogg RJ, et al. Clin J Am Soc Nephrol 2006；1：467-74.
8. Ferraro PM, et al. Nephrol Dial Transplant 2009；24：156-60.
9. Miller ER III, et al. Am J Clin Nutr 2009；89：1937-45.
10. Liu LL, et al. Clin Nephrol 2012；77：119-25.
11. Reid S, et al. Cochrane Database Syst Rev 2011；3：CD003962.

Ⅳ 治 療

4 小児の治療

要約

　わが国では小児 IgA 腎症治療研究会により，1990 年から全国の多施設によるランダム化比較試験を含めた多数の前方視的な臨床試験が実施されてきた．その成果を踏まえ 2007 年に日本小児腎臓病学会により「小児 IgA 腎症治療ガイドライン 1.0 版」が作成され，今日まで広く活用されている．しかし，その後の国内外のエビデンスの蓄積により，若干の変更が考慮される．

1. はじめに

　わが国では学校検尿により小児 IgA 腎症患者の早期発見がなされ，そのため発症早期の患者を対象とした臨床試験の実施が可能である．そこで，小児 IgA 腎症治療研究会により，1990 年から全国の多施設によるランダム化比較試験を含めた多数の前方視的な臨床試験が実施され，小児の IgA 腎症は発症早期に治療を行えば腎炎の進行を阻止できる可能性が高いことが明らかにされてきた[1~5]．その成果を踏まえ 2007 年に日本小児腎臓病学会により「小児 IgA腎症治療ガイドライン 1.0 版」(以下，「小児 1.0 版」)が作成され，今日まで広く活用されている[6]．

2. 小児 IgA 腎症の処方例

　本診療ガイドラインでは，小児 IgA 腎症治療研究会において実施された臨床試験に基づく治療例を示す．ただし，「小児 1.0 版」の治療をそのまま示すのではなく，その後の国内外の状況を踏まえて適宜修正したものを示し，その修正の根拠も記載する．

　わが国の IgA 腎症の治療においては，保険適用の問題がある．すなわち，治療に用いられる個々の薬剤は，「IgA 腎症」や「腎炎」などの効能・効果で承認されているわけではないことに留意する必要がある．

1) 小児 IgA 腎症の重症度分類

　「小児 1.0 版」の重症度分類を基本的に踏襲し，軽症例と重症例に対する治療を示す．

＜組織学的重症度＞

　治療方針決定には，初回腎生検時の病理所見を利用する．病理所見は診断時の病勢が適確に反映されている．急性期病変は一般に然るべき治療がなされれば治療反応性は良好である．したがって，治療が進歩すればするほど，診断時の重症度と予後が合わない傾向がみられるが，それは当然のことと考えられる．以上のような事実を総括すると，急性期病変が中心である小児においては，組織学的には初回腎生検で病勢を判断し，それにより治療方針を決定するというシンプルな作業が小児 IgA 腎症診療の基本であると言える．このような観点から「小児 1.0 版」に示された重症度分類は現状においても合理的で，本ガイドラインにおいても「小児 1.0 版」を踏襲することとした．ただし，管内細胞増多と小児でもみられることのある尿細管萎縮/間質線維化などの慢性病変の取り扱いが今後の課題である．実際，尿細管萎縮/間質線維化などの慢性病変がみられる症例は予後不良である[7]．現実的に，管内細胞増多を示す糸球体を有意な病変にカウントすることや，尿細管萎縮/間質線維化などの慢性病変が顕著な症例を重症例として扱うことは合理的と考えられる．

　本ガイドラインにおける「びまん性」の定義は WHO の定義を利用し，80％という区切りであるこ

表 1　小児 IgA 腎症軽症例の治療例

＜軽症例の定義＞下記のすべてを満たすものとする.
　臨床症状
　　軽度蛋白尿（早朝尿蛋白/クレアチニン比が 1.0 未満）かつ腎機能正常（eGFR 90 mL/分/1.73 m²以上）.
　病理組織像
　　メサンギウム増殖, 半月体形成, 癒着, 硬化病変のいずれかの所見を有する糸球体が全糸球体の 80％未満,
　かつ半月体形成が全糸球体の 30％未満であるもの.
＜治療指針＞
　以下を原則 2 年間投与する. ただし, 蛋白尿などの経過により適宜治療の変更を考慮する.
　薬物投与量は身長をもとにした標準体重により計算する.
　アンギオテンシン変換酵素阻害薬
　　リシノプリル 0.4 mg/kg/日 分 1（最大：20 mg/日）（注 1）

注 1：少量で開始し, 副作用に注意しながら増量する. 催奇形性があるので, 妊娠可能年齢になった女児には十分
　　　に説明を行い, 挙児希望がある場合は投与を中止すること.
※治療効果が十分でないと考えられる症例における治療変更については「小児 IgA 腎症ガイドライン 2019」治療
　　総論を参照.
※本治療の根拠となった小児 IgA 腎症治療研究会の臨床試験は WHO の組織分類に基づき施行されており, 80％以
　　上を「びまん性」重症, 80％未満を「巣状」軽症と定義していた. 近年頻用される病理分類では 50％を「びま
　　ん性」と「巣状」の境界としている.

とに留意する必要がある. その理由は, これまでの小児 IgA 腎症治療研究会によるすべての試験はこの定義により実施され, それらの試験により治療法の基本的根拠が構築されているため, 現時点におけるエビデンスレベルの確保のために WHO の定義を採用することとした. ただし, 現在の病理用語の主流は,「びまん性」について 50％で区切られている. この点を理解しつつ, 重症例の治療対象を有意な病変を有する糸球体が全糸球体の 50％以上の場合へと拡大すべきかどうかは今後の課題である.

＜臨床的重症度分類＞
　「小児 1.0 版」が作成された際に, 小児 IgA 腎症重症度分類に, 組織学的重症度のみではなく, 尿蛋白量という臨床的重症度（早朝尿蛋白/クレアチニン比 1.0 g/gCr 以上または未満）も追加された. 小児 IgA 腎症治療研究会により実施された臨床試験においては尿蛋白量による重症の定義はなされていなかったが, 高度蛋白尿を示す臨床的に重症と考えられる症例に然るべき治療を実施することは, 治療の遅れを懸念する観点から合理的であるという実臨床に即した判断からの決定であった. 今回のガイドラインでは腎機能障害の有無を重症度分類に追加した.

2）小児 IgA 腎症軽症例の治療例
　次に軽症例の治療例（表 1）について述べる.「小児 1.0 版」では, 漢方薬の柴苓湯の記載があったが, これまでの RA 系阻害薬のエビデンスの蓄積によ

り, 積極的に選択する薬剤ではないと考えられ削除した.

　表 1 には軽症例の治療例としてリシノプリルを示している. アンギオテンシン変換酵素阻害薬（ACE 阻害薬）内の薬剤間の比較や, 同じくレニンアンジオテンシン系阻害薬（RA 系阻害薬）であるアンジオテンシン受容体拮抗薬（ARB）との比較などについては小児 IgA 腎症でのエビデンスは存在せず, それらは「主治医の裁量に委ねる」と言わざるをえない. また, 投与期間について,「小児 1.0 版」では小児 IgA 腎症治療研究会の臨床試験を根拠とし,「2 年間以上投与する」と記載されていたが, すべての小児 IgA 腎症軽症例において 2 年間継続するという点に関し, より強い治療への変更のタイミングが遅延するという点で批判のあるところで, どの時点で治療を切り替えるかという点が議論となる. 本治療例で示している軽症の定義には早朝尿蛋白/クレアチニン比 1.0 g/gCr 未満が含まれるので, 経過中早朝尿蛋白/クレアチニン比 1.0 g/gCr 以上となれば, 治療の切り替えは合理的である. 因みに KDIGO ガイドライン[8]では, 尿蛋白 0.5 g/日/1.73 m²（＝尿蛋白/Cr 0.5 g/gCr）以上が RA 系阻害薬の適応であり, さらに, RA 系阻害薬による治療を 3〜6 月間使用しても 1.0 g/日/1.73 m²（＝尿蛋白/Cr 1.0 g/gCr）以上の尿蛋白を認める場合はステロイド投与を提案すると記載されている. この 3〜6 カ月間という期間は一つの

表 2　小児 IgA 腎症重症例の治療例

＜重症例の定義＞下記のいずれか 1 つを満たすものとする.
　臨床症状
　　高度蛋白尿(早朝尿蛋白/クレアチニン比として 1.0 以上)または腎機能低下(eGFR 90 mL/分/1.73 m^{2}未満).
　病理組織像
　　メサンギウム増殖, 半月体形成, 癒着, 硬化病変のいずれかの所見を有する糸球体が全糸球体の 80％以上, または
　　半月体形成が全糸球体の 30％以上であるもの.
　急速進行性腎炎症候群を示す例はこの治療例の対象ではない.
＜治療指針＞
　治療は副腎皮質ステロイド薬, 免疫抑制薬, アンジオテンシン変換酵素阻害薬を用いた 2 年間の多剤併用療法とする.
　本治療の実施には, 腎臓専門医と十分相談すること.
　薬物投与量は身長をもとにした標準体重により計算する.
　副腎皮質ステロイド薬
　　プレドニゾロン内服
　　1)　2 mg/kg/日 分 3(最大：60 mg/日), 連日投与, 4 週間(注 1)
　　2)　その後, 2 mg/kg 分 1, 隔日投与とし, 以後漸減中止
　　　投与期間は原則 2 年間とする
　免疫抑制薬
　　ミゾリビン 4 mg/kg 分 1(最大：150 mg/日), 原則 2 年間(注 2)
　アンジオテンシン変換酵素阻害薬
　　リシノプリル 0.4 mg/kg/日 分 1(最大：20 mg/日), 原則 2 年間(注 3)

注 1：均等に分割できない場合は, 下垂体・副腎系への影響度を考慮し分割する.
注 2：催奇形性があるので, 妊娠可能年齢になった女児には十分に説明を行い, 挙児希望がある場合は投与を中止すること.
注 3：少量で開始し, 副作用に注意しながら増量する. 催奇形性があるので, 妊娠可能年齢になった女児には十分に説明を
　　　行い, 挙児希望がある場合は投与を中止すること.
※「小児 IgA 腎症治療ガイドライン 1.0 版」では, 抗凝固薬(ワルファリンカリウム)と抗血小板薬(ジピリダモール)の記載
　があったが, 本治療例においては削除した. その理由については「小児 IgA 腎症 2019」治療総論を参照. ただし, これ
　らの使用を否定するものではない.
※本治療の根拠となった小児 IgA 腎症治療研究会の臨床試験は WHO の組織分類に基づき施行されており, 80％以上を「び
　まん性」重症, 80％未満を「巣状」軽症と定義していた. 近年頻用される病理分類では 50％を「びまん性」と「巣状」
　の境界としている.
※プレドニゾロン内服量の 1 例
　1)　2.0 mg/kg/日 分 3(最大：60 mg/日), 連日投与, 4 週間
　2)　2.0 mg/kg 分 1(最大：60 mg/日), 隔日投与, 4 週間
　3)　1.5 mg/kg 分 1(最大：45 mg/日), 隔日投与, 4 週間
　4)　1.0 mg/kg 分 1(最大：30 mg/日), 隔日投与, 9 カ月間
　5)　0.5 mg/kg 分 1(最大：15 mg/日), 隔日投与, 12 カ月間

目安であるが, 0.5〜1.0 g/gCr の間でも治療を切り替えるかについては全くエビデンスがなく, 現時点では「主治医の裁量に委ねる」と言わざるをえない. また, 0.5 g/gCr 未満であればその予後を勘案して, 2 年くらいであればリシノプリルのみで管理しても大きな治療の遅れにはならないと考えられる[9]. 一方, RA 系阻害薬による治療反応性が良好で蛋白尿が消失した場合, 投与期間を短くしたり減量したりしてもよいかという点についてもエビデンスは存在しない. IgA 腎症においては再燃の問題があり, 一旦蛋白尿が消失しても血尿が残存している間は RA 系阻害薬の腎保護作用を考慮して, 2 年程度は継続すべきと考えられる.

以上から本治療例では, リシノプリルの投与期間につき, 「以下を原則 2 年間投与する. ただし, 蛋白尿などの経過により適宜治療の変更を考慮する」と記載した.

RA 系阻害薬は比較的安全な薬剤であるが, 脱水に伴い急性腎障害を発症し, 場合によっては永続的腎機能低下を引き起こしかねない. 腎臓の病気の治療薬が原因で腎機能を悪化させるということがないように常々指導が必要である. また, 内服薬の宿命として怠薬の問題があり, この点も治療方針決定上も重要であり, 日頃から留意して受診の度に内服に関して確認することが必要である.

RA 系阻害薬については, ACE 阻害薬と ARB の

併用効果が報告され IgA 腎症においてもそれを示唆するデータもみられる．しかしながら，昨今，糖尿病性腎症における試験結果からは両者の併用は高カリウム血症や急性腎障害のリスク上昇をもたらし，両者の併用にリスクを上回る臨床的優位性は認められなかったと報告されている[10,11]．わが国小児 IgA 腎症において実施された RCT においても，ACE 阻害薬と ARB の併用の短期的な効果に対して否定的なデータが得られており[12]，併用についてはこれまで以上に慎重に判断する必要がある．

3) 小児 IgA 腎症重症例の治療例

次に重症例の治療例（**表 2**）について述べる．本項では「小児 1.0 版」と異なり，副腎皮質ステロイド薬，免疫抑制薬，アンジオテンシン変換酵素阻害薬の 3 剤からなる多剤併用療法を示した．「小児 1.0 版」では，それまでの小児 IgA 腎症治療研究会の試験に基づき，副腎皮質ステロイド薬，免疫抑制薬に抗凝固薬，抗血小板薬を加えた 4 剤の多剤併用療法が示されていた．実際に小児 IgA 腎症治療研究会が実施した副腎皮質ステロイド薬および免疫抑制薬の 2 剤とこれらに抗凝固薬，抗血小板薬を加えた 4 剤の比較試験では 4 剤投与群が蛋白消失というエンドポイントにつき若干優れていたが[13]，その差はわずかであり昨今のワーファリンの腎に対する有害作用を考慮すると[14〜17]，現在ではその使用を積極的に推奨することは躊躇される．また，抗血小板薬であるジピリダモール単剤では大きな効果は期待できず，頭痛や皮疹の副作用を考慮すると重症例に積極的に使用する薬剤とは考えにくい．小児 IgA 腎症治療研究会が実施した 2 剤と 4 剤の比較試験の結果について[13]，2 剤群においては更なる有効な薬剤の併用も可能であると解釈した場合，今日までのエビデンスの蓄積により，重症例においても RA 系阻害薬の使用は推奨され，3 剤からなる多剤併用療法は合理的であると考えられる．ただし，エビデンスの連続性を考えると 4 剤に RA 系阻害薬を加えた 5 剤等による治療を否定するものではない．

免疫抑制薬に関しては，「小児 1.0 版」においてはアザチオプリンも記載されていたが，過去の日本小児腎臓病学会評議員に対するアンケートでは全員アザチオプリンではなくミゾリビンを使用していたこ

と，アザチオプリンはミゾリビンと比較して副作用が重篤であること，KDIGO ガイドライン[8]ではアザチオプリンを含む免疫抑制薬の使用を推奨しないことなどを総合的に考慮して，今回の治療例では削除した．ただし，エビデンスに基づきアザチオプリンの使用を否定するものではない．

ミゾリビンの投与法につき，「小児 1.0 版」では分 2 投与であったが，昨今のデータに基づく薬物動態的配慮から分 1 投与とした．また，ステロイドの 1 日最大量につき，国内外のネフローゼ症候群における情勢に合わせてプレドニゾロン 60 mg とした．いずれも，IgA 腎症における臨床試験において検証されたものではないが，合理的変更の範囲と考えられる．さらに，プレドニゾロン投与量は，過去の小児 IgA 腎症治療研究会の試験において体重あたりで決定されていたため，本治療例においても体重あたり投与量の記載を行っているが，昨今のわが国小児ネフローゼ症候群の現状に合わせ，体表面積あたりで処方することも許容範囲と考えられる．

「小児 1.0 版」においては，「急速進行性腎炎症候群を示す例はこの治療例の対象ではない」と記載されており，本治療例でもそれを踏襲している．KDIGO ガイドライン[8]では半月体形成比率が 50% 以上で急速進行性腎炎症候群を呈する症例では，ステロイドに加えてシクロホスファミドを ANCA 関連腎炎に準じて使用することを提案している．わが国小児における解析では診断時半月体の大部分は細胞性，あるいは，細胞線維性であり，急性期病変であるため，多剤併用療法の反応性は良好である[18]．腎機能が急速に低下する症例は別として，半月体形成比率の大小は病態の違いでなく病勢の違いと考えられるので，基本的には**表 2** に示す重症例治療の適応と考えられるが，ステロイドパルスなどの必要性なども含め，今後の検討課題である．

「小児 1.0 版」に示された重症小児 IgA 腎症における多剤併用療法については，その根拠となった臨床試験が 2 年間のプロトコルで実施されたため，本治療例においても原則 2 年間を推奨としている．一方，2 年間の副腎皮質ステロイド薬投与が長すぎるという考え方も存在する．そのため経過が良好な症例において薬剤を早期に漸減中止するという発想もあり

得る．そのために再燃が増加するということも懸念されるが，現時点においてエビデンスはなく，今後の検討課題である．2年間の治療で効果が十分でない患者の一部においては，その反復やステロイドパルス療法（＋扁桃摘出術）が有効な場合があることが実際の症例において確認されているがその有効性に関しては今後のエビデンスの蓄積が必要である．その際，再生検による組織病変の確認と[19]，副腎皮質ステロイド薬の副作用チェックが重要である．具体的には，反復する多剤併用療法に反応すると期待される急性期病変の有無，程度の評価が必要である．副作用としては，成長障害，骨粗鬆症，骨頭壊死，眼病変などに留意する必要がある．

今回示された治療例においては，重症度分類の項目に腎機能低下の有無が追加されている．ただし，個々の症例における腎機能と薬剤使用においては，その都度慎重に検討する必要がある．具体的には急性腎障害のある症例における RA 系阻害薬の使用や，腎を主な排泄経路とするミゾリビンの使用については，要注意である．

3. おわりに

本項では小児 IgA 腎症の治療として，小児 IgA 腎症治療研究会により実施された試験に基づいた治療例を具体的に示し，重要な課題について記載した．現時点において小児 IgA 腎症の治療として重症例における多剤併用療法の有効性のエビデンスが十分に蓄積しており，エビデンスレベルが一定レベルに達していない扁桃摘出＋ステロイドパルスを初期治療法として積極的に推奨する根拠は存在しないが，移行期医療という観点から小児と成人のシームレスな治療を目指すために，今後その適切な評価と位置づけの検討が必要である．

◆ 引用文献

1. Yoshikawa N, et al. J Am Soc Nephrol 1999；10：101-9.
2. Yoshikawa N, et al. Clin J Am Soc Nephrol 2006；1：511-7.
3. Yoshikawa N, et al. Pediatr Nephrol 2008；23：757-63.
4. Nakanishi K, et al. Pediatr Nephrol 2009；24：845-9.
5. Kamei K, et al. Clin J Am Soc Nephrol 2011；6：1301-7.
6. 吉川徳茂・他，日本小児腎臓病学会雑誌 2007；20：240-6.
7. Shima Y, et al. Pediatr Nephrol 2017；32：457-65.
8. Kidney disease：Improving Global Outcomes(KDIGO)Glomerulonephritis Work Group：Guideline. Kidney Int 2012；Suppl 2：209-217
9. Higa A, et al. Pediatr Nephrol 2015；30：2121-7.
10. Mann JF, et al. Lancet 2008；372(9638)：547-53.
11. Fried LF, et al. N Engl J Med 2013；369(20)：1892-903.
12. Shima Y, et al. Pediatr Nephrol 2019；34：837-46.
13. Shima Y, et al. Pediatr Nephrol 2018；33：2103-12.
14. Brodsky SV, et al. Am J Kidney Dis 2009；54：1121-6.
15. Brodsky SV, et al. Kidney Int 2011；80：181-9.
16. Brodsky SV, et al. Nephron Clin Pract 2010；115：c142-6.
17. Danziger J. Clin J Am Soc Nephrol 2008；3：1504-10.
18. Shima Y, et al. Pediatr Nephrol 2020 Jan 28. [Epub ahead of print]
19. Shima Y, et al. Nephrol Dial Transplant 2011；26：163-9.

IV

4 小児の治療

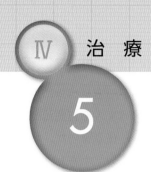

Ⅳ 治療

5 副腎皮質ステロイド薬療法および免疫抑制療法の副作用とその対策

要約

　近年の報告で成人 IgA 腎症患者に対する副腎皮質ステロイド薬療法において感染症を中心とした副作用の発症率を危惧する報告があるため，副腎皮質ステロイド薬療法開始時には各副作用発現リスク因子の把握と事前対策が必須である．一方，免疫抑制療法では，治療の有効性がはっきりしない点も多く，治療の有益性と副作用のリスクを十分勘案したうえで，治療適応を慎重に決定する必要がある．

背景・目的

　特に 2000 年以降，IgA 腎症に対する副腎皮質ステロイド薬や免疫抑制薬の治療効果を検討した研究報告が，ランダム化比較試験等の質の高い研究デザインで相次いで報告されるようになり，それらの研究の副作用の報告からステロイド療法の治療に関して議論が高まっている[1,2]．本項では，成人の IgA 腎症に対するステロイド療法および免疫抑制療法の副作用に焦点をあててその安全性を検証し，今後の検討課題を明らかにすることを目的とする．

解説

1. 成人の IgA 腎症に対する副腎皮質ステロイド薬療法の副作用

　IgA 腎症に対する副腎皮質ステロイド薬療法の副作用や安全性を主要評価項目としてデザインされた臨床研究は，検索できる範囲ではみられなかったため，副腎皮質ステロイド薬療法群と非副腎皮質ステロイド薬療法群それぞれの治療プロトコルが明確で，かつ副作用発現について記載のあるシステマティックレビュー（SR）あるいはランダム化比較試験（RCT）のみを検討対象とした．

　副腎皮質ステロイド薬治療の副作用に関して検討された SR は 2 つであった．2009 年に Cheng ら[3]は副腎皮質ステロイド薬療法の RCT7 編について検討している．消化器症状は対照群と比べて副腎皮質ステロイド薬治療群に有意に多い結果であったが，2 型糖尿病，高血圧，不眠，クッシング症状，離脱症状の副作用発現率の有意な差は認めなかった．2012 年に Lv ら[4]は RCT9 編について検討し，副腎皮質ステロイド薬療法群は対照群と比較して副作用の発現率を 55% 増加させたと報告した（RR, 1.55, 95% CI, 1.09～2.21；p＝0.02）．副作用の内容としてはクッシング症状の発現率に有意差が生じたのみであり，体重増加や不眠，糖尿病は多い傾向があった．血圧上昇や消化性潰瘍の発現率は有意差を認めなかった．この研究では副腎皮質ステロイド薬療法による重篤な感染症や骨折，心血管イベントは報告されていない．2 つの SR で解釈に違いが生じるのは後者のレビューは重症度の区別なくイベント数で解析したため違いが生じたものと考えられる．

　2014 年までの RCT 8 つ[5~8]においては重症副作用の発生報告は少ない．特に 2000 年以降の RCT5 つに関しては計 168 人の副腎皮質ステロイド薬治療患者において，血圧上昇，耐糖能障害が各々 1 例ずつであった．しかしながら，近年，副作用の観点から副腎皮質ステロイド薬治療の是非を問う RCT が 2 つ報告されている．2015 年の Rauen らによる

STOP-IgAN 試験[2]は，副腎皮質ステロイド薬治療と免疫抑制薬治療が混合したレジメンであった．eGFR≧60 mL/分/1.73 m^{2}の群はメチルプレドニン1 g 点滴投与 3 日間を計 3 回，それ以外の日はプレドニゾロン 0.5 mg/kg を 1 日おきで内服投与され，30≦eGFR≦59 mL/分/1.73 m^{2}の群ではプレドニゾロン 40 mg/kg 内服で開始され 6 カ月間治療，免疫抑制薬はシクロホスファミド（CPA）1.5 mg/kg を 3 カ月併用後にアザチオプリン（AZA）1.5 mg/kg が併用された．副作用報告は副腎皮質ステロイド薬や免疫抑制薬を使用した介入群で感染症が 82 例中 174 イベント（支持療法は 80 例中 111 イベント）と多く，重症感染症も 82 例中 8 イベント（支持療法 3 イベント）と多かった．のちに副腎皮質ステロイド薬単独で治療された eGFR≧60 mL/分/1.73 m^{2}の群（55 例）と副腎皮質ステロイド薬と免疫抑制薬の併用された 30≦eGFR≦59 mL/分/1.73 m^{2}の群（27 例）を分けた解析が行われたが，副腎皮質ステロイド薬単独で治療された群では免疫抑制療法を受けていない群と比べて感染症の報告が多く，糖尿病発症が増加した[9]．2017 年の Lv らによる TESTING 試験[1]では，経口副腎皮質ステロイド薬治療が 0.6～0.8 mg/kg/日で開始され徐々に減量し 6～8 カ月まで使用された．治療群では重症副作用が多く（14.7% vs 3.2%），2 年の試験が 1.5 年で試験が中止となっている．副作用は特に感染症が多く報告され（8.1% vs 0%），2 例の死亡を含んでいる．

2018 年に日本腎臓学会会員に向けてアンケート調査が行われた．副腎皮質ステロイド薬で治療されている症例で，抗菌薬投与を必要とする明らかな感染症の頻度については 93.1% の人が 10% 以下と回答している．また治療を必要とする血糖コントロール異常の症例割合は，10% 以下と回答した人が 50.4%，10～30% と回答した人が 43.1% であった．STOP-IgAN 試験や TESTING 試験で発表された感染症などのリスク報告は，わが国のアンケート調査結果と幾分の乖離がみられた．これは日本においては ST 合剤の使用が 63% との回答であったことから，リスクを評価し予防投与がしっかり行われているため，乖離した結果となっている可能性がある．2 つの RCT の副作用の抽出は，以前の RCT のもの

と比べて明解で質が高いので副腎皮質ステロイド薬療法の副作用は軽視することはできない．副腎皮質ステロイド薬療法の前には副作用の可能性を検討し，症例各々のリスクを評価し，予防投与を検討すべきである．

副腎皮質ステロイド薬療法時の予防投与は，主に PCP（pneumocystis pneumonia）を含めた感染症や消化性潰瘍，ステロイド性骨粗鬆症に対して行われている．Caplan らの 2017 年の総説によると，PSL 20 mg/日以上を 4 週間以上使用する患者では，PCP の予防投与が推奨されている．血液腫瘍や，他の免疫抑制薬併用例ではハイリスクであり，予防投与を強く考慮する必要がある．ST 合剤が第一選択であり，腎機能に応じた用量調節が必要である．副作用で ST 合剤内服が困難な場合は，アトバコンやダプソンの内服，ペンタミジンの吸入を考慮する．ST 合剤を少量から初めて徐々に増量する方法（脱感作）もある[10]．消化性潰瘍に対しては，副腎皮質ステロイド薬単独であれば合併率は 0.4～1.8% と低い．しかし，NSAIDs との併用例では消化器関連の副作用が，非服用者に比べて 4 倍増加したという報告がある．また，そのほかに潰瘍発生リスクのある内服薬の併用，消化性潰瘍の既往，ヘビースモーカー，大酒家，65 歳以上の場合はリスクが高いため，胃酸分泌抑制薬の投与を考慮する[11]．ステロイド性骨粗鬆症に関しては，副腎皮質ステロイド薬を 3 カ月以上使用する（使用すると予測される）場合，予防を考慮する必要がある．2014 年のステロイド性骨粗鬆症の管理と治療ガイドラインによると，年齢，副腎皮質ステロイド薬投与量，既存骨折の有無，腰椎の骨密度（%YAM）を用いて骨折のリスク評価を行い，リスクスコアが 3 点以上の場合は，ビタミン D 製剤，ビスホスホネートもしくはテリパラチドを使用する．

先述のわが国のアンケート調査では，予防投与として骨粗鬆症治療薬が 80.5%，プロトンポンプ阻害薬が 76%，ST 合剤が 63% で使用されていた．

2. 成人の IgA 腎症に実施された免疫抑制療法（副腎皮質ステロイド薬療法以外）の副作用（保険適用外を含む）

IgA 腎症で免疫抑制療法が介入として行われた RCT のうち，ミコフェノール酸モフェチル

(MMF), カルシニューリン阻害薬(タクロリムス, シクロスポリン), シクロホスファミド, アザチオプリン, ミゾリビン(MZB)の副作用について記載のあった研究について示す. レフルノマイドに関しては除外した.

代謝拮抗薬である MMF に関しては, 10 個の RCT[12~21]から年代や手法により 3 つのメタ解析が中国から報告された[22~24]. 胃腸障害, 肝機能障害, 脱毛や月経異常など MMF 群で多い傾向があり, 特に胃腸障害が多かった(RR：5.02, 95% CI：0.83~30.15, $p = 0.08$)[24]が有意差はなかった. しかしながら, 人種別に解析された報告ではアジア人が特に副作用が出やすいと報告されている点に注意が必要となる[23]. Hou らは少量 PSL + MMF と PSL を比較した RCT を報告した[15]. MMF + PSL の併用群は MMF 1.5 g/日を 6 カ月, PSL を 0.4~0.6 mg/kg を 2 カ月ごとに減量, PSL 単独群は 0.8~1.0 mg/kg を 2 カ月ごとに減量とするプロトコルで副作用は詳細に報告された. PSL 単独群にクッシング症状や耐糖能障害が多く認められたものの, 重症副作用(併用群 5 例：肺炎 3 例, 視神経炎 2 例, 急性腎障害 1 例 vs PSL 単独群 7 例：肺炎 4 例, 大腿骨頭壊死 1 例, 末期腎不全 1 例, 胃穿孔 1 例)や総副作用(併用群 54 例 vs PSL 単独群 60 例)に差は認めなかった.

同様に代謝拮抗薬である MZB はわが国での 2 つの RCT[25,26]が報告されている. 両者ともステロイドと MZB 併用群と副腎皮質ステロイド薬単独群を比較した研究であり副作用の差異は示されていない.

カルシニューリン阻害薬(タクロリムス, シクロスポリン)に関する 7 つの RCT のメタ解析では, カルシニューリン阻害薬は副作用を有意に増加すると報告されている(RR = 2.21, 95%CI：1.52~3.21, P <0.01)[27]. しかしながら内容に関しては, 胃腸障害, 神経筋症状, 多毛の症状と重篤な副作用の報告ではない.

アルキル化薬である CPA 単独の RCT は 2 件あり副作用は多くない[28]. PSL との併用においては Ballardie らの報告がある[29]. 初期治療に PSL と CPA 1.5 mg/kg を 3 カ月間併用使用され, その後 AZA 1.5 mg/kg へ変更したプロトコルである. 血清 Cr 値が 1.5~2.8 mg/dL と腎機能障害を対象とした RCT で

あったが, 治療群は腎機能低下を抑制した結果であった. しかし治療群 19 例のうち 3 例でそれぞれ骨髄抑制, 2 型糖尿病, 肺結核 1 例ずつの重篤な副作用が報告されている. その研究に基づき, Rauen らによる STOP-IgAN 研究[2]で eGFR が 30~59 mL/分の群は Ballardie らの RCT と同様の治療が行われた. その研究結果は副作用の多さが問題(介入群 82 例：感染症 174 イベント, 内訳重症感染症 8 イベント, 非介入群 80 例：感染症イベント 111 例, 内訳重症感染症 3 例)となった.

AZA を使用した RCT は副腎皮質ステロイド薬と併用の RCT が多く報告され, 副作用は重篤なものを比較的多く認めている[2,29~34]. Control と副腎皮質ステロイド薬, 副腎皮質ステロイド薬 + AZA の 3 群で RCT が行われた研究がある[30]. 有害事象の割合は副腎皮質ステロイド薬単独群 11 イベント(6.4%)に対して副腎皮質ステロイド薬 + AZA 群は 34 イベント(20.7%)と増加し 3 群全体としての p 値<0.001 と有意差を認め, eGFR 値が低下するにつれて有害事象は増加した. AZA 追加の臨床的効果もはっきりしなかったため, 副作用が増えた報告となる.

プラセボ, RAS 阻害薬, 副腎皮質ステロイド薬, MMF, RAS 阻害薬 + 副腎皮質ステロイド薬, RAS 阻害薬 + ウロキナーゼ, 扁桃摘出術 + 副腎皮質ステロイド療法のネットワークメタ解析では, 有害事象に各組で有意差を認めなかった[35].

3. 今後の検討課題

IgA 腎症での副腎皮質ステロイド薬療法および免疫抑制療法の臨床研究では, 2000 年代前半の研究では重篤な副作用の報告は多くはなかった. 近年の RCT では副作用の詳細な記載がなされ重篤な副作用の報告が示されている. 今後の RCT では副作用の対策についても検討され, 詳細な副作用報告を含めた大規模研究が望まれる. 副腎皮質ステロイド薬投与方法や投与量, 投与期間の違いによる副作用の発現率の違いについても検討が必要である. 免疫抑制薬単独では重篤な副作用の報告は多くないが, 現状では副腎皮質ステロイド薬治療と併用していることが多く, また腎機能障害例で多く使われていたため, 副作用が多い結果であった. 死亡につながる重篤な副作用も含まれているため慎重な経過観察が重

要である.

◆ 文献検索

PubMed で IgA nephropathy, steroid or corticosteroid, prednisolone, prednisone, methylprednisolone, cyclophosphamide, azathioprine, ciclosporin, tacrolimus, mycophenolate mofetil, randomized controlled trial のキーワードを用いて〜2018年12月の範囲で検索.

◆ 参考にした二次資料

a. KDIGO clinical practice guideline for glomerulonephritis. Kidney Int 2012；2 Suppl：209-217.
b. エビデンスに基づく IgA 腎症診療ガイドライン 2017（監）：丸山彰一（編）. 厚生労働科学研究費補助金難治性疾患等政策研究事業（難治性疾患政策研究事業）難治性腎疾患に関する調査研究班. 東京医学社. 2017.
c. ネフローゼ症候群診療指針. 日腎会誌 2011；53：78-122.

◆ 引用文献

1. Lv J, et al. JAMA- J Am Med Assoc 2017；318：432-42.
2. Rauen T, et al. N Engl J Med 2015；373：2225-36.
3. Cheng J, et al. Am J Nephrol 2009；30：315-22.
4. Lv J, et al. J Am Soc Nephrol 2012；23：1108-16.
5. Hogg RJ, et al. Clin J Am Soc Nephrol 2006；1：467-74.
6. Lv J, et al. Am J Kidney Dis 2009；53：26-32.
7. Manno C, et al. Nephrol Dial Transplant 2009；3694-701.
8. Katafuchi R, et al. Am J Kidney Dis 2003；41：972-83.
9. Rauen T, et al. J Am Soc Nephrol 2018；29：317-25.
10. Caplan A, et al. J Am Acad Dermatol 2017；76：191-8.
11. Caplan A, et al. J Am Acad Dermatol 2017；76：11-6.
12. Hogg RJ, et al. Am J Kidney Dis 2015；66：783-91.
13. Tang S, et al. Kidney Int 2005；68：802-12.
14. Tang SCW, et al. Kidney Int 2010；77：543-9.
15. Hou JH, et al. Am J Kidney Dis 2017；69：788-95.
16. Frisch G, et al. Nephrol Dial Transplant 2005；20(10)：2139-45.
17. Maes BD, et al. Kidney Int 2004；65：1842-9.
18. H B. Bao H, Shen zang bing yu tou xi shen yi zhi za zhi 2007, 16 401-405.. pdf. Shen zang bing yu tou xi shen yi zhi za zhi 2007；16：401-5.
19. Chen X. Zhonghua Yi Xue Za Zhi 2002；82(12)：796-801.
20. Liu X, et al. Int J Clin Pharmacol Ther 2014；52：95-102.
21. Liu XW, et al. Int J Clin Pharmacol Ther 2010；48：509-13.
22. Zheng JN, et al. Exp Ther Med 2018；16：1882-90.
23. Du B, et al. BMC Nephrol 2017；18：1-10.
24. Chen Y, et al. BMC Nephrol 2014；15：1-10.
25. Masutani K, et al. Clin Exp Nephrol 2016；20：896-903.
26. K, Hirai, et al. Kidney Res Clin Pr 2017；36：159-66.
27. Song YH, et al. BMC Nephrol 2017；18：1-9.
28. RG W. Clin Nephrol 1990；34：103-7.
29. Ballardie FW, et al. J Am Soc Nephrol 2002；13：142-8.
30. Sarcina C, et al. Clin J Am Soc Nephrol 2016；11：973-81.
31. Stangou M, et al. Clin Exp Nephrol 2011；373-80.
32. Pozzi C, et al. J Nephrol 2013；26：86-93.
33. Harmankaya O. Int Urol Nephrol 2002；33：167-71.
34. Locatelli F, et al. J Nephrol 1999；12：308-11.
35. Yang P, et al. Kidney Int Reports 2018；3：794-803.

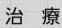

Ⅳ 治　療

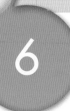

食事（食塩摂取制限/たんぱく質摂取制限），生活（肥満対策/運動制限/禁煙/飲酒）

要　約

　IgA腎症患者において食事療法（食塩摂取制限，たんぱく質摂取制限），生活習慣の是正（肥満対策，運動制限，禁煙，飲酒制限）の有効性を示す直接的なエビデンスは乏しい．食塩摂取制限は糖尿病非合併慢性腎臓病（CKD）患者への介入試験において，血圧低下と尿蛋白量減少が報告されているため，減塩が有効な可能性がある．たんぱく質摂取制限はCKD患者を対象としたメタ解析において，末期腎不全と死亡のリスクを低減させる報告があるが，効果が限定的との報告や長期的な死亡リスクを増大させる報告もあり一定した見解は確立していない．肥満はIgA腎症の尿蛋白量，腎生検組織障害との関連が報告されているが，介入による改善は明らかではない．運動負荷はIgA腎症を含むCKD患者において中等度までの負荷は尿蛋白量増加や腎機能障害進行に関連しなかったことから一律な運動制限は必要がない．喫煙は腎機能障害や尿異常との報告がなされている．腎予後のみならず，肺癌，閉塞性肺疾患，心血管病（CVD）などの重大な危険因子であることから禁煙は重要である．IgA腎症やCKD患者を対象としたアルコール摂取量と腎機能に関する検討は少なく，飲酒制限の有効性は不明である．

背景・目的

　食事や生活習慣がIgA腎症の転機に影響を及ぼす可能性がある．本稿では，食事・生活習慣およびそれらへの介入がIgA腎症患者に及ぼす影響に関して，観察研究，RCT，システマティックレビューに基づき検証した．

解説

1. 食塩摂取制限

　食塩摂取量は高血圧と関連し，食塩摂取制限により血圧が改善し，心血管疾患リスクを抑制できることが知られている．血圧や尿蛋白量はIgA腎症の予後に関連しており，食塩摂取制限が有益である可能性がある．しかし，IgA腎症患者を対象とした，食塩摂取制限の有効性を示す直接的なエビデンスは存在しない．

　CKD患者を対象とした複数のRCTでは，食塩摂取量と血圧および蛋白尿にほぼ一貫して正の相関を認めており[1~7]，糖尿病非合併CKD患者の介入試験においては，食塩摂取制限により血圧が低下し，尿蛋白量が減少することが報告されている[8,9]．

　糖尿病非合併CKD患者を対象とした食塩摂取量と腎機能低下速度との関連性に関するコホート研究がある[10,11]．食塩摂取量が多くなると腎機能低下および末期腎不全のリスクが高まることが報告されており，IgA腎症患者でも食塩摂取制限が治療法の選択肢になり得ることが示唆される．

　以上より，IgA腎症患者においても，食塩摂取制限により腎機能低下抑制効果と尿蛋白量減少効果が期待されるが，これらの報告の研究対象はCKD患者であり，その結果をIgA腎症患者にそのまま適応可能かについては明らかではない．特に腎機能が低下しておらず，高血圧を合併しないIgA腎症患者における食塩摂取制限の有効性を示すエビデンスは乏

しい.

WHO[a)]は，一般住民がCVDなどの発症を予防するための食塩摂取量として5g/日未満を推奨しており，厚生労働省は日本人の食事摂取基準[b)]として男性では8g/日，女性では7g/日の食塩摂取を推奨している．さらに日本高血圧学会や日本腎臓学会のガイドライン[c〜e)]では，高血圧患者やCKD患者では6g/日未満の食塩摂取を推奨している．このため，本ガイドラインでは高血圧合併あるいは腎機能が低下したIgA腎症患者では，末期腎不全，CVDと死亡のリスクを抑制するために，3g/日以上6g/日未満の食塩の摂取制限を提案する.

2. たんぱく質摂取制限

腎機能が低下したCKD患者において，たんぱく質摂取制限による腎機能障害進展の抑制が多く報告されている．IgA腎症患者において，たんぱく質摂取制限の有効性を示す直接的なエビデンスは存在しない.

たんぱく質摂取制限により，末期腎不全と死亡のリスクを軽減できる可能性がある．CKD患者を対象としたメタ解析[12,13)]において，たんぱく質摂取制限は末期腎不全と死亡のリスクを軽減させると報告されている．低たんぱく食群の相対リスクは，0.6g/kg体重/日の中等度の低たんぱく食群では0.76，0.3〜0.6g/kg体重/日の超低たんぱく食群では0.63と効果に差がある．一方，たんぱく質摂取制限によるGFR低下速度の抑制効果は限定的である．メタ解析によって低たんぱく食によるGFR低下速度抑制効果が年間わずか0.53mL/分/1.73m^{2}であることや[14)]，RCTによって，たんぱく質摂取制限群においてeGFR低下抑制効果がないという報告がある[15,16)]．これらのRCTの結果はたんぱく質摂取制限を遵守できていないという点が影響している可能性がある．さらに，高度のたんぱく質摂取制限は透析導入後を含めた死亡のリスクを高める可能性が報告されている[17)]．IgA腎症患者は，個々の症例で年齢や病態などが大きく異なるため，画一的にたんぱく質摂取制限の是非を決定するのではなく，腎障害進行リスクやアドヒアランスなどを含めて総合的にその適応を判断すべきである．また，たんぱく質摂取制限を指導する場合には，栄養障害をきたさないよう十分に注意する必要がある.

3. 肥満対策

肥満は高血圧，糖尿病および脂質異常症などの生活習慣病の発症・進展リスクであり，生活習慣病は腎疾患の予後に関連することが知られている．IgA腎症患者において，肥満を解消する治療介入により，腎機能障害が抑制されるか，また尿蛋白量が減少するかに関するエビデンスは存在しない．肥満のIgA腎症患者は尿蛋白量が多く[18,19)]，肥満に伴う腎生検組織障害が認められ[18)]，その後の高血圧の発症や腎機能障害の進行[19)]のリスクが高い．また肥満は，高血圧，糖尿病，脂質異常症などの生活習慣病の発症・進展リスクであり，生活習慣病は腎疾患の予後に関連することが知られている．そのため，IgA腎症患者では肥満の解消に取り組むことが提案されるが，肥満の解消によりIgA腎症患者の腎機能障害抑制，尿蛋白量減少への影響は明らかではない.

4. 運動制限

IgA腎症患者において，運動負荷により一過性に尿蛋白量が増加するとの報告がある[20)]が，IgA腎症患者を含むCKD患者において，中等度までの運動負荷は尿蛋白量を増加させず，腎機能障害を進行させなかったと報告されている[21〜23)]．また運動療法により，CKD患者の最大酸素摂取量が改善したと報告されており，運動療法の有益性が示されている[21〜23)]．加えて，CKD患者に対する運動療法によりGFRが改善することも示唆されている[24,25)]．CKDにおいても運動療法の効果や適応を示すエビデンスは十分ではないが，IgA腎症患者において一律に運動制限を行うことは推奨されない．一方で，高度の運動負荷の影響，GFRが急速に低下するCKDや高度尿蛋白を合併するCKDにおける運動の影響に関するエビデンスはほとんどない．運動療法や運動制限の実施にあたっては，患者個々の病態などからその適応を総合的に判断し，経過を慎重に観察する必要がある.

5. 禁煙

IgA腎症患者で，禁煙や減煙による腎機能低下や尿蛋白量増加の抑制に関する直接的なエビデンスは存在しない．IgA腎症患者のコホート研究において，腎生検時の喫煙と喫煙本数は腎機能低下に関連

するとの報告がある[26,27]．また一般住民を対象とし
たコホート研究において，喫煙は腎不全や腎機能低
下[28]，尿蛋白の陽性化[29]やアルブミン尿の陽性化[30]
に関連すると報告されている．このため IgA 腎症患
者では腎機能低下や尿蛋白量増加を抑制するため，
禁煙が推奨される．過去喫煙も腎不全[28]やアルブミ
ン尿出現[30]のリスクであるとの報告があるが，現在
喫煙よりはリスクが低いことから，喫煙者が禁煙す
ることで，その後の腎機能低下や尿蛋白量の増加を
抑制することが期待される．また喫煙本数[26]や累積
喫煙（箱・年）[27,28]は腎機能低下のリスクであり，禁
煙できない場合にも喫煙本数を減らすことでリスク
を低下できる可能性が示唆される．

　喫煙は腎予後のみならず，肺癌，閉塞性肺疾患お
よび CVD などの重大な危険因子であり，禁煙指導
に取り組むことが重要である．

6. 飲酒制限

　IgA 腎症や CKD 患者を対象としたアルコール摂
取量と腎機能に関する検討は少なく，飲酒制限の有
効性は不明である．

今後の課題

　食事や生活に関する分野において IgA 腎症に対す
る直接的なエビデンスはわずかしか存在しない．治
療の性質上，質の高い RCT の実施は困難であると
思われる．今後も観察研究などを集積し，IgA 腎症
に対する食事や生活に関するエビデンスの創出が期
待される．

◆ 文献検索

　2018 年 12 月までにおける PubMed でそれぞれ記
載のキーワードを用いて文献検索を行った．（キー
ワード；塩分摂取制限：IgA nephropathy, chronic
kidney disease, salt, sodium, hypertension, GFR,
ESRD, proteinuria, 蛋白質摂取制限：IgA nephrop-
athy, chronic kidney disease, diet, protein-
restricted, 肥満：IgA nephropathy, chronic kidney

disease, obesity, obese, metabolic syndrome, 運
動制限：IgA nephropathy, chronic kidney disease,
exercise, 禁煙：IgA nephropathy, chronic kidney
disease, smoking, cigarette, 飲酒制限：IgA
nephropathy, chronic kidney disease, alcohol）う
ち，本項に関連する論文をそれぞれ選択した．

◆ 参考にした二次資料

a. WHO. Creating an enabling environment for population-based reduction strategies. 2010.
b. 厚生労働省．日本人の食事摂取基準（2015 年版）．
c. 日本高血圧学会．高血圧治療ガイドライン 2009.
d. 日本腎臓学会（編）．エビデンスに基づく CKD 診療ガイドライン 2018.
e. 日本腎臓学会（編）．CKD 診療ガイド 2012

◆ 引用文献

1. Campbell KL, et al. BMC Nephrol 2014；15：57.
2. de Brito-Ashurst I, et al. Heart 2013；99：1256-60.
3. Kwakernaak AJ, et al. Lancet Diabetes Endocrinol 2014；2：385-95.
4. McMahon EJ, et al. J Am Soc Nephrol 2013；24：2096-103.
5. Meuleman Y, et al. Am J Kidney Dis 2017；69：576-86.
6. D'Elia L, et al. Clin J Am Soc Nephrol 2015；10：1542-52.
7. Hwang JH, et al. Clin J Am Soc Nephrol 2014；9：2059-69.
8. Vogt L, et al. J Am Soc Nephrol 2008；19：999-1007.
9. Slagman MC, et al. BMJ 2011；343：d4366.
10. Lin J, et al. Clin J Am Soc Nephrol 2010；5：836-43.
11. Vegter S, et al. J Am Soc Nephrol 2012；23：165-73.
12. Pedrini MT, et al. Ann Intern Med 1996；124：627-32.
13. Fouque D, et al. Cochrane Database Syst Rev 2009；3：CD001892.
14. Kasiske BL, et al. Am J Kidney Dis 1998；31：954-61.
15. Koya D, et al. Diabetologia 2009；52：2037-45.
16. Cianciaruso B, et al. Am J Kidney Dis 2009；54：1052-61.
17. Menon V, et al. Am J Kidney Dis 2009；53：208-17.
18. Tanaka M, et al. Nephron Clin Pract 2009；112：c71-8.
19. Bonnet F, et al. Am J Kidney Dis 2001；37：720-7.
20. Fuiano G, et al. Am J Kidney Dis 2004；44：257-63.
21. Eidemak I, et al. Nephron 1997；75：36-40.
22. Boyce ML, et al. Am J Kidney Dis 1997；30：180-92.
23. Painter PL, et al. Transplantation 2002；74：42-8.
24. Toyama K, et al. J Cardiol 2010；56：142-6.
25. Pechter U, et al. Int J Rehabil Res 2003；26：153-6.
26. Yamamoto R, et al. Am J Kidney Dis 2010；56：313-24.
27. Orth SR, et al. Kidney Int 1998；54：926-31.
28. Hallan SI, et al. Kidney Int 2011；80：516-23.
29. Yamagata K, et al. Kidney Int 2007；71：159-66.
30. Ishizaka N, et al. Hypertens Res 2008；31：485-92.

索　引

A

AKI associated with macroscopic hematuria 29
Alport 症候群 30
atypical forms of IgA nephropathy 27

B

B 細胞増殖因子 9

E

endocapillary hypercellularity 22
ESKD への進展抑制 47
extracapillary lesions 22

F

fish oil 45

H

H-Grade に関する検証研究 40

I

IgA クリアランス 13
IgA 腎症 Oxford 分類 23
IgA 腎症の特殊型 27
IgA1-IgA 受容体複合体 11
IgA 腎症を疑う所見 16
IgA1 沈着によるメサンギウム細胞の活性化 14
IgA1 ヒンジ部 O 結合型糖鎖の生成過程 8
IgA1 分子異常 7
IgA 腎症診療指針第 3 版 39
IgA 腎症診療指針による予後評価 38
IgA 腎症と遺伝 5
IgA 腎症の感受性座位 6
IgA 腎症の病因仮説 4
IgA 沈着を伴った微小変化型ネフローゼ症候群 28
increased mesangial matrix 22

M

MCNS with mesangial IgA deposits 28
mesangial deposits 22
mesangial hypercellularity 22
mucosa-bone marrow axis 10

N

n-3 系脂肪酸 43,45,63

O

Oxford MEST 分類 38
Oxford 分類 38

R

RA 系阻害薬の有害事象 50
RA 系阻害薬 43,45,46

S

segmental sclerosis 25

T

Tol-like 受容体（TLR） 9
tuft necrosis 22

ア

アザチオプリン 59
アスピリン 62
新たなバイオマーカー 20

イ

飲酒制限 76

ウ

運動制限 74

エ

疫学 32
エビデンスの評価 viii

カ

家族性 IgA 腎症の連鎖解析 5
カルシニューリン阻害薬 59
管外病変 22
間欠的蛋白尿 17
肝疾患に伴う糸球体病変 30
関節リウマチ 31
管内細胞増多 22
鑑別診断 27

キ

魚油 43,63

禁煙 74

ク

クロピドグレル 62

ケ

蛍光抗体法 IgA 沈着 26
係蹄壊死 22,24
血液生化学検査所見 18
血管病変：動脈病変 23
血清 IgA 18
血清 IgA/C3 比 18
血中 IgA クリアランスの障害 13
血尿の寛解 37
顕微鏡的血尿単独例の鑑別 29

コ

口蓋扁桃摘出術 43,45,55
口蓋扁桃摘出術の治療効果に対するメタ解析 57
光学顕微鏡所見 22
抗凝固薬 62
抗血小板薬 43,45,61
弧発性 IgA 腎症の関連解析 5

サ

再燃 49,54
細胞性半月体 25
作成手順 vii

シ

糸球体障害 14
糸球体病変 23
資金源 viii
シクロスポリン 59
シクロホスファミド 58
自己凝集 IgA1 12
システマティックレビューの過程 46
自然経過 32
持続的顕微鏡的血尿 17
持続的蛋白尿 17
ジピリダモール 62
重症度分類と予後評価の考え方 34
小児 IgA 腎症軽症例の治療例 66
小児 IgA 腎症重症例の治療例 67
小児 IgA 腎症の重症度分類 65

小児 IgA 腎症の処方例 65
小児の治療 65
食塩摂取制限 74
ジラゼプ塩酸塩 62
腎機能障害進行抑制効果 53
腎機能障害の進行抑制 47
腎機能障害の程度 37
腎生検時の臨床症状・身体所見 16
腎生検の適応 19
身体所見 16

ス

ステートメントの推奨グレードの付け方 ... viii
ステロイドパルス併用療法 43,45,55

セ

成人 IgA 腎症の腎機能障害 43
成人の治療 55
線維細胞性半月体 25

ソ

組織学的重症度分類 40

タ

タクロリムス 59
単独療法 55
たんぱく質摂取制限 74
蛋白尿・血尿 36
蛋白尿の寛解 37

チ

チクロピジン 62
沈渣赤血球 37

テ

定義・概念 1
電子顕微鏡所見 26

ト

糖鎖異常 IgA1 11,12

透析導入リスクの層別化 40

ナ

難病申請の適応 20

ニ

肉眼的血尿の特徴 17
肉眼的血尿を伴う急性腎障害 29
尿検査所見 17
尿細管・間質病変 23
尿細管間質障害 15
尿所見改善 48
尿蛋白減少 53

ネ

粘膜骨髄連関 10
粘膜免疫 9

ハ

発症様式 16
発症率 32

ヒ

菲薄基底膜病 29
肥満対策 74
病因・病態生理 3
病因総論 3
病理学的な重症度 38
病理所見 22

フ

副腎皮質ステロイド薬 43,45,51
副腎皮質ステロイド薬療法の副作用 70
分節性硬化 25
分泌型 IgA 12

ホ

補体の活性化 14
ポドサイト障害 14
本ガイドライン作成が対象とする患者 vii

本ガイドライン作成上の問題点 viii
本ガイドライン作成の社会的意義 vi
本ガイドライン作成の想定利用者 vi
本ガイドライン作成の背景 vi
本ガイドライン作成の目的 vi
本ガイドラインの構成 viii

ミ

ミコフェノール酸モフェチル 60
ミゾリビン 60

メ

メサンギウム基質増加 22,24
メサンギウム細胞増多 22,24
メサンギウムへの沈着物 22,24
免疫染色所見 25
免疫複合体形成 11
免疫抑制薬 43,45,58
免疫抑制療法の副作用 70

ユ

有害事象 50
有病患者数 32

ヨ

予後 34

リ

利益相反 viii
臨床症状 16
臨床的重症度分類 40

ル

ループス腎炎 31

ワ

ワルファリン 62

エビデンスに基づく IgA 腎症診療ガイドライン 2020

定　価	本体 3,200 円 + 税
発　行	2020 年 8 月 25 日　第 1 刷発行
	2022 年 7 月 20 日　第 2 刷発行
監　修	成田一衛・新潟大学医歯学系腎・膠原病内科学
編　集	厚生労働科学研究費補助金難治性疾患等政策研究事業（難治性疾患政策研究事業）難治性腎障害に関する調査研究班

発行者　　株式会社 東京医学社
　　　　　代表取締役 蒲原 一夫
　　　　　〒 101-0051　東京都千代田区神田神保町 2-40-5
　　　　　　　　　　　編集部　TEL 03-3237-9111　販売部　TEL 03-3265-3551
　　　　　　　　　　　URL：https://www.tokyo-igakusha.co.jp　E-mail：info@tokyo-igakusha.co.jp

印刷・製本　三報社印刷 株式会社
本書に掲載する著作物の複製権・翻訳権・上映権・譲渡権・公衆送信権（送信可能化権を含む）は（株）東京医学社が保有します。
ISBN 978-4-88563-725-4
乱丁，落丁などがございましたら，お取り替えいたします。
正誤表を作成した場合はホームページに掲載します。